国家癌症中心肿瘤专家答疑丛书

乳腺癌

患者护理与家庭照顾

（第2版）

主　编　王仲照

中国协和医科大学出版社
北　京

图书在版编目（CIP）数据

乳腺癌患者护理与家庭照顾 / 王仲照主编. -- 2版. -- 北京：中国协和医科大学出版社, 2024.6

（国家癌症中心肿瘤专家答疑丛书）

ISBN 978-7-5679-2415-4

Ⅰ. ①乳…　Ⅱ. ①王…　Ⅲ. ①乳腺癌－护理　Ⅳ. ①R473.73

中国国家版本馆CIP数据核字（2024）第092767号

主　　编　王仲照
责任编辑　沈冰冰
封面设计　邱晓俐
责任校对　张　麓
责任印制　黄艳霞
出版发行　**中国协和医科大学出版社**
（北京市东城区东单三条9号　邮编100730　电话010-65260431）
网　　址　www.pumcp.com
印　　刷　北京天恒嘉业印刷有限公司
开　　本　710mm×1000mm　1/16
印　　张　15.25
字　　数　180千字
版　　次　2024年6月第2版
印　　次　2024年6月第1次印刷
定　　价　59.00元

编委会名单

编者名单

主　编　王仲照

副主编　高红霞　梅志红　任胤朋

编　者　（按姓氏笔画排序）

王　宇　王仲照　乔勇起　任胤朋　任夏洋

刘金英　李国辉　杨　梅　杨芳宇　何　嫚

邹小农　陈　诚　周海燕　贾　贝　高红霞

梅志红　董碧莎

第2版前言

癌症是严重威胁人类健康的疾病。预防癌症、战胜癌症是医疗卫生机构和专家学者的使命与责任，也是广大人民群众特别是癌症患者和家属的希望与期盼。

2013年，为了科普宣传癌症防治知识，提高社会公众癌症防治意识，更主要的是帮助癌症患者和家属答疑解惑，我们编写了“国家癌症中心肿瘤专家答疑丛书”（以下简称“丛书”）。希望这套书能在预防、治疗、护理和康复上给予患者专业性的指导，以此帮助患者及其家属以科学的态度勇敢地面对疾病，与医务工作者共同努力战胜疾病。

丛书出版之后，受到了广大读者的欢迎。10多年来，癌症防治工作已经取得了长足进步，尤其是在一些肿瘤的临床治疗手段以及肿瘤照护方法等方面都有了新的进展，我们也不断收到读者、患者和家属的积极反馈，希望能不断更新癌症防治知识。

为此，丛书编委会决定对丛书进行修订。对丛书中涉及的诊断、治疗、营养、用药、康复知识进行了全面的更新迭代，力争站在科学最前沿，保证肿瘤防治知识的专业性、科学性和权威性。同时在文字表述上继续采用更加通俗易懂的语言，让大众更容易读懂和接受。

癌症防治任重道远。希望丛书能够帮助患者和家属更好地应对癌症，熟悉治疗和康复的每一个环节，全方位地为患者提供一份有益的指南和支持，增加患者战胜疾病的信心，从而能够更从容地重建生活、融入社会。

我们相信，随着医学科技不断进步，治疗手段不断创新，在不久的将来，癌症防治水平将得到更大的提升，健康中国的宏伟蓝图一定能够实现。

丛书编委会

2024年3月

前言

由于癌症已经成为我国常见病、慢性病，有关癌症的预防、治疗和康复等问题涉及越来越多的人群，人们希望得到相关的专业知识，以降低癌症对健康的威胁，减轻癌症对患者身体的损害，尤其是患者及其亲属更希望能够提高治疗效果，使患者早日康复。对于治疗中、治疗后的患者，在与癌症长期的斗争中如何给予他们更多的帮助，是在战胜癌症过程中贯穿始终的重要问题。长期持续的护理、细心科学的照顾，对提高癌症患者的治疗效果、尽早康复或带瘤生活都发挥着积极有效的作用。为此，我们编写了这套丛书，希望能够帮助患者及亲属掌握一些专业知识和技能，为患者在日常工作、居家生活时进行科学有效的服务。

“国家癌症中心肿瘤专家答疑丛书”（以下简称“丛书”），是专门应对癌症治疗和侧重于癌症护理的科普读物。由中国协和医科大学出版社于2014年出版的“国家癌症中心肿瘤专家答疑丛书”——《应对×癌专家谈》，共18个分册，主要侧重于癌症的临床治疗、康复和预防。继而国家癌症中心再次组织肿瘤专家编写了新的分册——《×癌患者护理与家庭照顾》，包括鼻咽癌、喉癌、甲状腺癌、肺癌、食管癌、乳腺癌、胃癌、结直肠癌、膀胱癌和宫颈癌，共10个分册，主要侧重于癌症患者的护理、照顾与膳食。《×癌患者护理与家庭照顾》比较系统地介绍了癌症检查、治疗、康复过程中的护理知识，以及家庭亲友如何对癌症患者进行更加专业的照顾，是对《应对×癌专家谈》的补充和完善。《应对×癌专家谈》侧重于医疗方面，《×癌患者护理与家庭照顾》侧重于护理方面。

新编分册包括肺癌等十种疾病，每种疾病内容独立成册。编者根据临床工作中患者、患者亲属常常提出的问题，设置了治疗与护理篇、营养与饮食篇、用药篇、心理帮助篇、功能康复篇、日常生活与复查篇等六个部分。丛书以问答形式与读者交流，读者通过目录查找到问题后，就可在书中找到答案。由于对患者护理、照顾的基本原理的一致性和方式上有许多相通，所以不同单册书中的内容也有相同部分，但对于不同癌症的不同治疗护理、照顾都在每一册书中进行了详尽介绍。合理的营养与膳食对增强患者机体的抵抗能力、完成治疗方案、提高治疗效果发挥着重要的作用。根据读者的需求，丛书中的营养部分为患者提供了一些常用的食谱，供患者参考选择。癌症，无论对患者本人还是对于患者家庭都是信心和意志的一个考验，因此，在治疗康复过程中，不可忽视的重要内容是将不断坚定战胜癌症的信心、增强与疾病斗争的意志，作为一项治疗内容同步进行。丛书中的“心理帮助篇”，希望为患者提供一些心理疏导，对患者改善心理状态有所帮助，真诚地希望患者能够尝试书中介绍的方法，积极应对疾病。

丛书的编者是国家癌症中心长期从事一线工作的医生、护士和药学、营养及其他专业的医务工作者，他们将专业知识与实践中积累的经验相结合，秉承科学、严谨、专业特点突出的原则，对丛书的内容、文字反复提炼、细心修改，力求实用、通俗易懂，能够给予读者最实际的指导和帮助。在丛书的编写过程中，编写者都是在繁忙的工作之余，抽出休息时间进行创作，尤其编者中许多是从事护理工作的骨干，她们在每天24小时倒班的空隙中挤出时间按时完成书稿的编写，充分表达了她们对患者的真挚爱心。刘金英老师承担了“营养与饮食篇”的编写，精益求精反复修改；李国辉主任组织编写了“用药篇”，编者们用十个月的时间便完成了全部书稿的编写，通过此书将医疗护理工作从医院延伸到了社会、家庭。在此，对他们辛勤的付出表示诚挚的感谢。非常感谢首都医科大学的杨芳宇教授，应邀编写了“心理帮助篇”，运用心理学原理给予患者帮助。在丛书编写过程中，策划编辑张平主任，建立微信群、收发书稿，全方位联系参编部门及人员，并参与了公共部分内容的修改，在每一个环节上都付出了艰辛劳动，对她为本套丛书出版做出的贡献致以衷心的感谢。丛书顺利与读者见面，还要感谢中国协和医科大学出版社吴桂梅主任带领的编辑团队，是她们的工作将丛书尽快送到了读者的手中。

作为科普读物，丛书在内容的收集、语言的使用等方面还存在着许多不足，敬请读者多提宝贵意见。

最后，为了更加美好的明天，我们将永不言弃。

丛书编委会

2016年10月

目录

一、筛查与诊断篇

三、用药篇

四、功能康复与日常生活篇

五、营养与饮食篇

六、复查篇

七、肿瘤患者谈抗癌

一、筛查与诊断篇

1. 出现哪些症状或体征要警惕乳腺肿瘤?

乳腺肿瘤是女性常见疾病，其中乳腺恶性肿瘤严重危害女性健康。所幸乳房是人体外在器官，出现肿瘤时较易发现，因此思想上要给予足够重视，定期进行乳房自查，出现以下表现时应引起警惕，及时到乳腺专科就诊。

（1）乳房肿块：是乳腺肿瘤最常见表现，大多为无痛性肿块，质地偏硬，且与月经周期无关。

（2）乳头溢液：非哺乳期女性出现乳头溢液应引起重视。溢液可表现为单侧或双侧，单孔或多孔；性状包括浆液、乳汁样或血性；其中单侧、单孔非乳汁样溢液与病理性改变的关系更大。

（3）一侧乳头内陷：非先天性一侧乳头内陷或回缩，且乳头无法牵出应警惕恶性肿瘤可能。

（4）乳头糜烂或湿疹样改变：乳头及周围皮肤反复出现湿疹、皮肤瘙痒、经久不愈，可能为佩吉特病，这是一种特殊类型的乳腺癌。

（5）乳房皮肤改变：乳房局部皮肤水肿，并出现橘皮样改变或出现局部皮肤内陷形成形似“酒窝”的表现，应警惕乳腺恶性肿瘤的可能。

如发现上述异常情况，应及时就医，到乳腺专科就诊。

2. 出现乳房疼痛是否说明得了乳腺癌?

乳房疼痛是中青年女性，尤其是育龄期女性最常见的乳腺症状，不过，大家不必过于担心，临床上大多数乳房疼痛都与乳腺癌没有直接相关性。实际上，大多数乳房疼痛和乳腺增生有关。乳腺增生通常和月经周期相关，症状包括周期性的胀痛或者像针扎一样的疼痛，通常在月经来之前会变得更加明显，月经过后则会减轻。当然，也有一些乳腺增生会表现为持续性疼痛，这种情况下疼痛并没有固定的规律。

另外，如果出现突然的、持续不断且剧烈的乳房疼痛，特别是还伴有乳房触痛、皮肤发热或者红肿，那就要考虑是不是乳腺感染了，如乳腺炎或者乳腺脓肿。这时，就需要尽快去医院看医生了。

至于乳腺癌，它虽然是一种恶性肿瘤，但一般情况下，乳腺癌初期不会引起疼痛，多数情况下表现为无痛的肿块。只有在一些特殊情况下，如癌症发展到比较晚的阶段，或者肿瘤长在靠近胸壁的地方，才可能会引起疼痛。所以，尽管乳房疼痛大多数情况下不是乳腺癌的表现，但是定期做乳房自查和去医院做专业检查仍然非常重要，这样可以帮助我们及早发现乳腺癌。

3. 发现乳房肿块需要警惕吗？

发育成熟的正常乳房触诊柔软、均质且有弹性，当触诊发现乳房内有肿块时应当警惕肿瘤的可能。不同疾病的乳房肿块有不同的特点，了解乳房肿块的特点有助于早期发现乳腺肿瘤，以下介绍几种常见乳腺疾病的乳腺肿块特征。

（1）乳腺增生症：肿块形状为圆形或不规则，可多发，呈团块状、结节状或条索状，边界不清，与皮肤不粘连，质地韧，有弹性，有时可随月经周期增大或缩小，多伴有乳房胀痛或刺痛。

（2）乳腺纤维腺瘤：为最常见的乳腺良性肿瘤，发生于一侧或双侧乳房内。多为单发性，部分为多发性。肿块呈圆形或椭圆形，生长缓慢，表面光滑，质地韧，界限明显，活动性好。

（3）乳腺癌：是最常见的乳腺恶性肿瘤，早期为无痛性单发的肿块，多生长迅速，表面不光滑，质地坚硬，弹性差，界限不清，不易推动，后期可与皮肤粘连，出现皮肤“酒窝征”和“橘皮征”，可使乳头内缩，乳房挛缩与胸壁固定，甚至溃破，流脓血水或出血不止。

总之，若发现乳房肿块，多属于异常变化，无论大小、性质如何均应尽快就诊进一步检查。

4. 出现乳头溢液需要就诊吗？

在非妊娠期和哺乳期，挤捏乳头时有液体流出称为乳头溢液，是乳腺疾病的常见症状之一，发生率仅次于乳腺肿块和乳房疼痛。乳头溢液应当从以下几个方面分析。

（1）单侧或双侧：双侧乳头溢液者大多数为多孔溢液，多为全身性疾病所致，非乳腺原发性病变，如垂体肿瘤、内分泌失调等，可由内分泌科专家进行相关检查确诊。单侧乳头溢液者多为乳腺本身病变，最常见的是乳腺导管内乳头状瘤、乳腺囊性增生病、乳腺导管扩张症等，少数是乳腺癌。

（2）溢液的性状：如溢液为乳汁样，且多为双乳头溢液，常见于腺垂体功能亢进综合征、口服避孕药后等。如溢液为混浊脓性液，则见于乳腺炎、乳腺脓肿。溢液稀薄如水状，称为水样液，可见于乳腺导管内乳头状瘤、乳腺囊性增生病、乳腺癌。溢液为淡黄色，常见于乳腺导管内乳头状瘤、乳腺囊性增生病、乳腺导管扩张症。溢液呈鲜红色、浓茶样、咖啡样、棕褐色或暗红色均属血性溢液，多是导管内乳头状瘤或导管癌的最早症状。

（3）伴随症状：如伴有乳腺灼热、肿胀、瘙痒，则可能为乳腺导管扩张症或浆细胞性乳腺炎。年龄在40岁以上者要警惕乳腺癌的可能。

5. 什么是乳腺癌筛查？为什么要进行乳腺癌筛查？

乳腺癌筛查是指在没有乳腺癌的症状或体征之前，对女性的乳房进行检查，以发现是否有可能是乳腺癌的异常变化。目前乳腺癌筛查主要包括临床查体、乳腺超声检查与乳腺钼靶检查，必要时根据情况加用乳腺MRI检查。

由于乳腺癌是女性发病率最高的恶性肿瘤，乳腺癌筛查对于个人与社会都有很高的价值与意义。

（1）早期发现、早期诊断：乳腺癌在早期阶段一般没有任何症状，通过筛查可在癌症发展到更严重阶段之前发现它。

（2）提高治疗效果：乳腺癌早期发现和治疗，治疗效果通常更好，10年生存率可达80%以上。

（3）降低患者个人与社会负担：乳腺癌早期诊断和治疗可以降低治疗难度和复杂度，从而降低乳腺癌的治疗成本和不良反应。晚期乳腺癌的治疗成本可达早期乳腺癌患者的4倍以上。此外，早期诊断的乳腺癌患者更有机会接受乳房保留手术，从而降低治疗的不良反应和并发症，提高患者的身体和心理健康。

6. 什么是遗传性乳腺癌？什么是散发性乳腺癌？乳腺癌患者的亲属也会得乳腺癌吗？

遗传性乳腺癌是指由于遗传了父母的某些突变基因，导致发生风险增加的乳腺癌。占所有乳腺癌的5% ～ 10%。遗传性乳腺癌的特点是：发病年龄较早，多发生在40岁以下；多发生在有乳腺癌家族史的人群中，尤其是一级亲属（如母亲、姐妹、女儿）；多发生在双侧乳房或同时伴有卵巢癌的情况。

遗传性乳腺癌最常见的突变基因是BRCA1和BRCA2，这两个基因本来是抑制肿瘤的，但是如果发生突变，就会失去这个功能，导致乳腺癌的发生风险增加。

遗传性乳腺癌可以通过基因检测来诊断，如果发现有BRCA1或BRCA2的基因突变，可以采取一些预防措施，如定期筛查、药物预防、乳房切除等，来降低乳腺癌的发生风险。

散发性乳腺癌是指由于环境、生活方式、激素等因素，导致乳腺细胞发生随机的基因突变，从而引发的乳腺癌。占所有乳腺癌的90% ～ 95%。散发性乳腺癌的特点是：发病年龄较晚，多发生在50岁以上；没有明显的乳腺癌家族史或遗传因素；多发生在单侧乳房或不伴有卵巢癌的情况。

散发性乳腺癌的发生受多种因素的影响，如年龄、性别、月经史、生育史、体重、饮食、运动、吸烟、饮酒等。如果发现有前述乳腺癌症状或体征，应及时就医，早期诊断和治疗，以提高治疗的效果和预后。

乳腺癌患者的家属是否也会得乳腺癌，取决于乳腺癌的类型和遗传因素。如果乳腺癌是遗传性的，那么患者的家属有较高的风险也携带同样的基因突变，从而使乳腺癌的发生风险增加。如果乳腺癌是散发性的，那么患者的家属的风险和一般人群没有显著差异，除非有其他的风险因素。因此，乳腺癌患者的家属应该了解自己的家族史和遗传状况，如果有必要，可以进行基因检测或定期筛查，以及采取一些健康的生活方式，来降低乳腺癌的发生风险。

7. 哪些人群要进行乳腺癌筛查?

乳腺癌筛查的建议通常根据年龄、家族史、遗传因素以及其他风险因素来确定。

对于一般风险女性，也就是没有乳腺癌的个人史、家族史、基因突变或其他高危因素的女性，一般建议在40～75岁进行乳腺癌筛查。每年1次乳腺超声检查，每1～2年1次乳房X线检查（乳腺钼靶）。

对于高风险女性，也就是有乳腺癌的个人史、家族史、基因突变或其他高危因素的女性，一般建议在30～75岁进行乳腺癌筛查，并且除了乳腺超声与X线检查外，还要进行乳腺MRI，以提高筛查的灵敏度。对于有乳腺癌相关基因BRCA1或BRCA2突变或有一级亲属有这些基因突变的女性，应该将开始筛查的年龄提前至25岁。

对于具有乳腺癌高风险因素的女性，可根据自己的情况和医生的建议来确定乳腺癌筛查方案，这些因素包括年龄、月经史、生育史、体重、饮食、运动、吸烟、饮酒、乳房密度等。

总之，乳腺癌筛查是一种预防性措施，可以帮助女性及时发现乳腺癌，从而降低乳腺癌病死率。但是，乳腺癌筛查也有一些局限性和风险，如误诊、漏诊、过度诊断、过度治疗等，可能给女性带来一些不必要的心理和身体负担。因此，女性在进行乳腺癌筛查之前，应该和医生充分沟通，了解乳腺癌筛查的利弊，根据自己的风险程度，做出合理的决定。

8. 成年女性需要定期进行乳腺自查吗？应当如何进行乳腺自查？

虽然在学术界对于女性乳腺自查是否有助于乳腺癌的早期发现与诊断还有争议，但对于女性个人来说，正确的定期乳腺自查确实可以提前发现乳腺的异常变化，尤其在我国尚未大范围普及乳腺癌筛查之时，成年女性定期进行乳腺自查确实有益于乳腺癌提早发现，为乳腺癌的早期诊断和治疗赢得时间。乳腺自查的方法分以下三步。

（1）看：站立或坐于镜前，面对镜子仔细观察自己两侧乳房，包括大小、形态、轮廓、皮肤及颜色有无改变，乳头有无抬高、凹陷、溢液等。

（2）触：左手上提至头部后侧，用右手检查左乳，以手指的指腹轻压乳房，感觉是否有硬块，由乳头开始逐渐向外做环状顺时针或逆时针方向触摸；用同样方法检查右边乳房。注意不要遗漏乳晕及腋窝部位。

（3）挤：以拇指和示指压乳头，注意有无液体或异常分泌物溢出。

乳腺自查的最佳时间是每次月经结束后的1周，因为此时乳房组织较为柔软，不易受到激素水平波动的影响。如果发现乳房有任何异常，应及时就医，做进一步的检查和诊断。

9. 听说做乳腺钼靶检查很疼，还有辐射，为什么还要进行？

乳腺钼靶检查是一种利用X线对乳房进行成像的方法，可以发现乳腺癌的早期征象，如微小钙化、结构扭曲、非对称性致密影等。下面从它的必要性和安全性两方面分析。

（1）必要性：乳腺钼靶检查是目前公认的乳腺癌临床常规检查和预防普查的最好方法之一，对发现早期癌变，提高乳腺癌患者的生存率有重要作用。它主要用于鉴别出乳腺的良性病变和恶性肿瘤；对于乳腺癌患者放疗、化疗后的病变情况进行随访，观察疗效；对健侧乳房进行定期监测；还可以发现某些癌前期病变，并可以进行随访摄片观察，及时掌握病情发展情况，从而选择最佳的治疗时机。

（2）安全性：乳腺钼靶检查虽然有一定的辐射，但是辐射量很低，远低于国际安全标准，对人体的危害可以忽略不计。乳腺钼靶检查的辐射量相当于每天自然辐射的10倍，或者飞机飞行2小时的辐射量。乳腺钼靶检查的辐射量远低于胸部CT检查的辐射量，它的辐射量对人体的遗传物质没有影响，也不会增加乳腺癌的发生风险。乳腺钼靶检查时的乳房压痛是正常的反应，是为了使乳房平坦，减少X线的散射，提高图像的清晰度，一般持续时间不超过10秒，不会对乳房造成损伤。

所以，乳腺钼靶检查是一种必要且安全的检查方法，对于乳腺癌的早期发现和治疗有重要意义。建议40岁以上的女性每年进行一次乳腺钼靶检查；如果有乳腺癌的高危因素，如乳腺癌家族史、乳腺非典型增生等，还应该将开始钼靶筛查的年龄限制提前至30岁；对于临床有可疑乳腺癌病灶的患者，则没有年龄限制。

10. 乳腺疾病就诊前，需要做哪些准备？

（1）选择合适的时间：如果没有紧急情况，建议在月经结束后的1周内就诊，因为此时乳房组织较为柔软，不易受到激素水平波动的影响，有利于各种检查的完成。

（2）选择合适的衣着：最好不要穿连衣裙或紧身衣，因为这样不便于医生做乳腺检查。最好着方便脱穿的上衣和胸罩，以减少不必要的尴尬和耽误时间。

（3）准备好相关的资料：最好备好与此次就诊有关的病历及各种检查结果，如乳腺钼靶、乳腺超声、乳腺活检等。如果是做过手术的患者，就诊要带上手术记录与病理结果，以便医生知晓你的疾病及手术方式，准确判断术后治疗的状况及复查的时机。

（4）回顾自己的病情：最好将自己的病情适当回顾一下，以便医生询问病史时能叙述得比较清楚。包括乳腺病史、月经婚姻史、既往肿瘤家族史（如乳腺癌、卵巢癌）等。如果有任何不适的症状，如乳房肿块、疼痛、乳头溢液等，也要及时告知医生。

（5）列出自己的问题：最好用小笔记列出自己想要咨询的问题，以免到了医院忘记了。比如，自己是否需要做乳腺癌筛查，如何做乳腺自我检查，如何预防乳腺疾病等。

（6）保持清晰的判断：最好不要轻信网络上一些不科学的信息，也不要总拿别的医生的建议来对比，以免造成医患之间的不信任。相信专业的医生，遵从医嘱，积极配合治疗，才是对自己负责的态度。

11. 乳腺疾病就诊时需要告知医生哪些信息？

（1）乳房症状和体征：是否发现乳房有肿块、疼痛、红肿、乳头溢液、乳头凹陷、乳房皮肤改变等，这些症状是否持续存在，是否有变化，是否与月经周期有关等。

（2）乳房检查和治疗情况：是否定期进行乳腺自查，是否做过乳腺X线、超声、MRI、活检等检查，是否接受过乳腺疾病的治疗，如手术、药物、放疗等，是否有相关的病历和检查结果。

（3）个人史和家族史包括是否有乳腺疾病或乳腺癌，是否有乳腺癌易感基因的突变，是否有其他慢性病或药物过敏等。

（4）月经史和妊娠史：初潮年龄，是否有月经不调，是否使用过避孕药或激素替代治疗，是否妊娠过或哺乳过，是否绝经或接近绝经等。

以上信息有助于医生了解乳腺疾病的风险因素、诊断依据和治疗方案。

12. 乳腺影像检查报告单上经常见到BI-RADS分类，这是什么意思？

BI-RADS分类是美国放射学会的乳腺影像报告和数据系统（Breast Imaging Reporting and Data System）的缩写。它是一种根据影像学表现来预估乳腺病变良、恶性可能性大小的分类方法，可用于指导临床决策。该分类适用于乳腺各种影像学检查，如X线钼靶摄影、超声、MRI等，包括0～6类等7个类别，标准的乳腺影像学检查报告中的诊断一栏中均应包括BI-RADS分类的内容。其含义和作用如下。

（1）BI-RADS 0类：由于某些原因，本检查方法评估不完全，需其他影像学检查进一步评估。

（2）BI-RADS 1类：阴性，乳腺内未见异常。建议常规体检（每年1次）。

（3）BI-RADS 2类：良性征象，恶性可能性几乎为0。一般指乳腺囊肿、单纯乳腺导管扩张、乳腺内正常淋巴结及乳腺假体等。建议定期随访（每6个月至每年1次）。

（4）BI-RADS 3类：良性可能性大，恶性可能性≤2%。即影像学显示乳腺结节具有一些典型的良性特征，如结节椭圆形、形态规则、平行生长、边界清、内部回声均匀等。建议短期随访（每3～6个月1次），经2年随访无变化者可降为2类。

（5）BI-RADS 4类：可疑恶性，恶性可能性为2%～94%，建议组织病理学检查（穿刺活检）。根据恶性危险性不同，具体可分为4a类（恶性危险性2%～10%）、4b类（恶性危险性10%～50%）和4c类（恶性危险性50%～95%）。这些情况需要乳腺外科就诊，专科医师会根据具体情况进行下一步诊疗处理。

（6）BI-RADS 5类：典型恶性肿瘤表现，恶性可能性≥95%。乳腺癌概率极高，基本诊断明确，建议尽快乳腺外科就诊诊治。

（7）BI-RADS 6类：组织病理学证实恶性病变。临床应采取适当措施。这一分类用于活检已证实为恶性但还未进行治疗的影像学评价上。主要用于评价活检后的影像学改变，或监测手术前新辅助化疗的影像学改变。

13. 乳腺增生会癌变吗?

乳腺增生，即病理检查中所说的乳腺小叶增生。乳腺小叶增生以中青年妇女多见，常表现为乳腺组织增厚，结节感，有时伴疼痛，月经来潮前加重，主要是体内雌激素及孕激素不平衡造成的。小叶增生可分为单纯性小叶增生、囊性小叶增生及腺性小叶增生。约95%的增生为单纯性及腺性小叶增生。单纯性小叶增生一般不会癌变，只有部分伴乳腺导管不典型增生者有可能癌变。乳腺增生患者应定期做自我检查或去医院检查，以及时发现病情变化。对可疑的患者应及时进行手术活检或微创穿刺活检，以获得病理学诊断。

14. 乳腺超声检查报告乳腺导管扩张是什么意思？会癌变吗?

乳腺导管扩张是指乳腺导管的内径增大，超过正常范围，多由超声检查发现。乳腺导管扩张的原因可能有以下几种。

（1）衰老导致乳腺组织变化：随着年龄的增长，乳腺发生退化，从腺体型变为脂肪型。这些正常的乳房变化有时会引起乳腺导管阻塞以及与乳腺导管扩张症有关的炎症。

（2）新出现的乳头内陷：新出现的乳头内陷可能会阻塞乳腺导管，从而导致炎症和感染。新出现的乳头内陷还可能是癌症等更严重基础疾病的体征。

乳腺导管扩张可能的不良后果有以下几种。

（1）乳头溢液：乳腺导管扩张症有时会引起乳头溢液，乳头溢出的液体会把衣服浸湿并留下污渍，令人感到不适与尴尬。

（2）胸部不适：乳腺导管扩张症可引起乳房疼痛或局部的压痛。

（3）感染：受累的乳导管内可能发生炎性感染（导管周围乳腺炎），有时会引起乳头或其周围疼痛，伴局部红肿、发热。持续发红和疼痛加剧可能是细菌感染的征兆，可能导致脓肿（乳房组织中脓液聚集）并需要引流。

（4）让人担心患上乳腺癌：乳腺导管扩张带来的症状和体征，可能会让人担心患了乳腺癌，特别是乳头或乳晕周围出现硬块时。

所以，乳腺导管扩张症本身不会增加患乳腺癌的风险。尽管如此，当注意到乳房变化时，务必及时去乳腺专科就诊。

15. 乳腺导管扩张症需要治疗吗?

乳腺导管扩张症是一种良性病变，治疗方法需根据具体情况而定。

如果乳腺导管扩张症没有症状或者症状较轻，可以不用特殊的治疗，只需定期观察乳房的变化，一般可以自行好转。

如果乳腺导管扩张症引起感染，可以使用抗生素治疗，消除炎症，缓解症状。

如果乳腺导管扩张症状持续存在或加重，或者影响生活质量，可以考虑手术切除受累的乳腺导管，以彻底解决问题。

16. 乳腺癌术前必须进行穿刺活检吗? 直接切除不行吗?

这是一个很常见的问题，很多乳腺癌患者和家属都会有这样的疑问。穿刺活检是一种从乳腺病变处取出组织样本进行病理检查的方法，可以帮助诊断乳腺病变是良性还是恶性。穿刺活检的优点是安全、准确、快速、微创，可以避免不必要的手术和治疗，也可以为后续的治疗方案提供依据。

首先，穿刺活检可以确诊乳腺癌的类型、分级、分期和分子特征，这些信息对于制订个体化的治疗方案非常重要。不同类型的乳腺癌可能需要不同的手术方式、化疗方案、放疗方案、内分泌治疗方案和靶向治疗方案，如果没有穿刺活检的结果，就无法选择最合适的治疗方法，可能会导致治疗效果不佳、不良反应增加、费用增加、预后恶化等后果。

其次，穿刺活检可以排除乳腺癌的可能性，避免不必要的手术和治疗。有时，乳腺病变并不一定是乳腺癌，也可能是乳腺良性病变，如纤维腺瘤、囊性增生、导管乳头状瘤等，这些病变的细胞核和结构都是正常的，不具有癌变的潜能。如果没有穿刺活检，就直接切除，就可能给患者带来不必要的身体和心理创伤，也可能影响乳房的功能和美观。

最后，穿刺活检可以评估乳腺癌的治疗效果，预测预后，选择最合适的手术方式。有些乳腺癌可能需要在手术前进行其他治疗，如化疗、内分泌治疗、靶向治疗等，以缩小肿瘤的大小，提高手术的成功率和保乳的可能性。这些治疗称为新辅助治疗，一般持续几个月，然后再进行手术。新辅助治疗的优点是可以通过穿刺活检观察肿瘤的反应，评估治疗的效果，预测预后，选择最合适的手术方式和后续治疗方案。

总之，乳腺癌术前一般都需要进行穿刺活检，是乳腺癌诊断和治疗的重要步骤，只有在穿刺也不能明确诊断时才考虑做切除活检。

17. 什么是乳腺活检？有哪些活检方法？

乳腺活检是一种部分或全部取出乳腺组织内病灶的样本进行病理学诊断的操作，主要用于确定乳腺病变是否为癌。乳腺活检有多种方法，主要包括以下几种。

（1）细针穿刺抽吸活检：是最简单、创伤最小的乳腺活检类型，可用于评估临床乳房内可触及的肿块。医生用一只手稳定肿块，同时用另一只手将非常细的针头刺入肿块，从肿块中采集细胞或液体样本。

（2）核芯针穿刺活检：可用于评估乳腺X线摄影或超声检查中发现的乳房肿块，或者临床查体可触及的乳房肿块。医生通常利用超声引导下使用一根细空心针从乳房肿块中取出组织样本。采集若干约为米粒大小的样本并对其进行分析。

（3）立体定向活检：采用乳腺X线摄影来确定乳房内可疑区域的位置。医生会在乳房上切一个约6mm（大约1/4英寸）长的小切口，然后插入针头或真空探针，取出多份组织样本。

（4）超声引导核芯针穿刺活检：医生将超声探头靠在乳房上，然后定位肿块，切开一个小切口以插入针头，然后取出一些组织芯样本。

（5）手术活检：在手术活检过程中，医生会切除乳房肿块的部分或全部，用于病理学诊断。手术活检通常在手术室进行，多采用局部麻醉方式。

18. 乳腺穿刺活检前要做哪些准备？要注意什么？

乳腺穿刺活检是一种从乳腺病变处取出组织样本进行病理学检查的方法，可以帮助诊断乳腺癌或其他乳腺疾病。乳腺穿刺活检前建议做以下准备。

（1）要告诉医生是否有过敏、是否正在服用药物（特别是影响血液凝固的药物，如阿司匹林、华法林等），是否有慢性病或安装心脏起搏器等。

（2）乳腺穿刺活检前要避免吃重油重味的食物，以免影响穿刺后的恢复。

（3）手术当日或者前一天用肥皂水清洁穿刺局部皮肤，减少感染的机会。如果做腋窝部位的穿刺，需要剃去患侧腋下的毛发，同时还要注意防止此处皮肤破损。

（4）要穿着宽松舒适的衣服，最好是上下分开的，方便穿刺和换药。

（5）要测量血压、脉搏、呼吸等，了解自己的身体状况。如果有发热、感冒等症状，要及时告知医生，可能需要推迟穿刺。如果对麻醉药物或消毒药物过敏，要提前告知医生，以选择合适的替代药物。

（6）要保持良好的心态，放松自己，避免紧张和恐惧，相信医生的专业水平和经验。如果有任何疑问或担心，要及时与医生沟通，了解穿刺的过程和可能的风险。

19. 乳腺肿块穿刺活检后需要加压包扎吗?

因为乳腺肿瘤一般血运丰富，穿刺活检后若不进行及时加压处理，可能会出现渗血、淤血等情况，所以在进行乳腺穿刺活检后，应对局部进行加压处理。对于细针穿刺细胞学活检者，穿刺后对局部进行20～30分钟加压即可，而对于核芯针穿刺组织学活检患者，穿刺后应以无菌敷料加压包扎24小时。无论是细针还是核芯针穿刺后，患者当日均应避免剧烈运动与洗澡，以免局部出血及感染。

20. 乳腺穿刺活检后还要注意哪些问题?

（1）局部加压包扎，防止出血和感染。术后24小时避免洗热水澡和过度活动，以免引起伤口裂开或出血。

（2）定期更换敷料，保持伤口清洁和干燥。如果发现伤口有红肿、渗液、发热等感染的体征，要及时就医，使用抗生素治疗。

（3）避免乳房受到外力的挤压或碰撞，以免造成肿胀或血肿。如果乳房有疼痛或不适，可以服用非甾体类抗炎药（如对乙酰氨基酚等）对症缓解。

（4）注意饮食调理，多吃清淡易消化的食物，少吃辛辣刺激的食物，多喝水，促进新陈代谢和伤口愈合。同时要戒烟戒酒，避免影响免疫力和血液循环。

（5）保持乐观的心态，不要过分担心穿刺的结果，要相信医生会给出最合适的诊断和治疗方案。如果有任何心理压力或困扰，可以寻求专业的心理咨询或支持。

21. 乳腺良性病变穿刺活检后会因为刺激变成乳腺癌吗?

这是一个很常见的担心，但对于乳腺良性病灶，穿刺活检不会引起乳腺癌的发生。乳腺良性病灶是指乳腺组织的非癌性增生或变化，如纤维腺瘤、囊性增生、导管内乳头状瘤等。穿刺活检只是从良性病灶中取出一些细胞或组织，不会改变其本质或诱发其癌变。穿刺活检后，良性病灶的大小、形态和性质都不会发生明显的变化，只是在穿刺部位可能会有一些淤血或纤维化，这些都是正常的愈合反应，不会影响乳腺的功能或健康。

因此，乳腺良性病灶穿刺活检后不会被刺激变成乳腺癌，这是一个没有科学依据的误解。所以，如果医生建议进行穿刺活检，不必担心或拒绝，而应积极配合，相信医生的专业水平和经验。

22. 乳腺癌做穿刺活检会造成癌细胞扩散或转移吗?

很多患者有一种错误的观点，即乳腺癌穿刺会造成或促进肿瘤入血，从而导致乳腺癌发生转移，因此在治疗前不愿做穿刺活检。

其实这是一种错误的认识，因为乳腺癌本身就是一种血管丰富的恶性肿瘤，不但肿瘤内血运丰富，癌细胞本身缺乏黏附性，极易脱落入血，而且恶性肿瘤天生具备侵犯血管进行迁移的能力。所以人体血液循环中，尤其是恶性肿瘤患者血液循环中每天都有一定量的肿瘤细胞，即使正常人也会有部分癌变的细胞进入血液循环。肿瘤患者通过穿刺针带出来的肿瘤细胞非常少，远不及肿瘤自行脱落入血液循环中的数量，因此肿瘤穿刺并不增加恶性肿瘤入血的风险。

另外，恶性肿瘤的转移是一个非常复杂的过程。首先，人体对恶性肿瘤有一定的免疫力，人体免疫系统会在一定程度上不断识别并清除肿瘤细胞；其次，恶性肿瘤细胞在远隔器官发生转移也需要黏附、定植、增殖等过程，在这一过程中也可能会被免疫系统清除或无法生长，因而恶性肿瘤细胞入血并不必然引发肿瘤转移。

总之，乳腺癌穿刺活检是安全的，已成为乳腺癌治疗前的标准诊断方式。

23. 什么是乳腺导管原位癌？什么是乳腺浸润性癌？很严重吗？

乳腺导管原位癌是一种乳腺非浸润性恶性肿瘤，局限于导管系统内。在临床、影像学、组织形态及基因改变上均具有异质性，有进展为浸润性癌的风险，但并非必然。随着乳腺影像学检查的普及，乳腺导管原位癌检出率明显增加，占所有新发乳腺癌的20%～25%。由于乳腺导管原位癌生物学行为不一，给临床治疗带来挑战。正确诊断乳腺导管原位癌对于临床治疗方案的确定和患者预后的评估至关重要。

乳腺浸润性癌是指癌细胞突破导管或小叶的基底膜，侵入周围的乳腺间质组织，有可能扩散到淋巴结或远处器官。乳腺浸润性癌是临床上最常见的一类乳腺癌，占所有乳腺癌的70%～80%。乳腺浸润性癌根据其起源的部位、组织学形态、分子特征等可以分为多种亚型，如浸润性导管癌、浸润性小叶癌、浸润性乳头状癌、浸润性髓样癌等。不同亚型的乳腺浸润性癌的临床表现、治疗方案和预后也不同。

乳腺导管原位癌和乳腺浸润性癌的区别主要在于癌细胞是否突破导管的基底膜，这一点可以通过病理学检查来确定。乳腺导管原位癌属于乳腺癌的最早期阶段，没有突破基底膜，没有局部浸润，就像是一颗刚萌芽的种子，根系浅，较容易连根拔除。一般以手术治疗为主，不需要化疗，患者通过积极治疗5年生存率几乎可达100%。乳腺浸润性癌则是已经突破基底膜，有局部浸润，就像是一棵已经长出根系的植物，根系深，较难彻底清除。一般需要综合治疗，包括手术、化疗、放疗、内分泌治疗、靶向治疗等。

总的来说，乳腺导管原位癌和乳腺浸润性癌的区别和预后都有很大的差异，乳腺导管原位癌相对较轻，乳腺浸润性癌相对较重。但是，这并不意味着乳腺导管原位癌可以忽视，因为它有可能发展为乳腺浸润性癌，增加患者的死亡风险。因此，无论是乳腺导管原位癌还是乳腺浸润性癌，都需要及时就医，接受正确的诊断和治疗，以提高生存率和生活质量。

二、治疗与护理篇

24. 乳腺癌的治疗方法有哪些?

现代医学认为，乳腺癌是一种乳腺原发的全身性或潜在全身性恶性疾病。随着治疗技术的不断进步与丰富，乳腺癌的常用治疗手段包括以局部治疗为主的手术切除、放疗以及以全身治疗为主的化疗、内分泌治疗、靶向治疗以及免疫治疗。虽然治疗手段众多，但有比较严格的治疗规范，各种治疗手段如同一支军队中的不同军种，在战斗中各个军种不但有其独特的作用，更重要的是各军种间要有机地协调、配合。因此，乳腺癌各治疗手段的合理使用，一是强调治疗的综合性（多种手段联合应用），二是强调治疗的个体化，即根据不同病情的精准化治疗（各种治疗手段在指征、时机、剂量上的合理选择）。乳腺癌的治疗不但专业性极强，而且随着科学的发展和技术的不断进步，其治疗模式也在逐渐更新与完善。

总的来说，对于大多数患者，应当采用以手术等局部治疗为主的综合治疗模式，而对于已出现远处转移的晚期患者，应当以化疗等全身治疗为主的综合治疗模式。

25. 诊断了乳腺癌，是越快做手术越好吗?

这个问题不能一概而论，因为乳腺癌的手术时机取决于多种因素，包括乳腺癌的类型、分期、分子特征、治疗方案、个体情况等。一般来说，乳腺癌手术的目的是尽可能地切除癌症组织，防止癌症的进一步扩散或复发。因此，如果乳腺癌的诊断已经明确，且没有其他禁忌证或并发症，那么尽早进行手术是有利的。但是，并不是所有的乳腺癌都需要马上手术，有些乳腺癌可能需要在手术前进行其他治疗，如化疗、内分泌治疗、靶向治疗等，以缩小肿瘤的大小，提高手术的成功率和保乳的可能性。这些治疗称为新辅助治疗，一般持续几个月，然后再进行手术。新辅助治疗的优点是可以评估治疗的效果，预测预后，选择最合适的手术方式。新辅助治疗的缺点是在少数情况下可能会延误手术的时机，增加癌症扩散的风险，或者导致手术后的并发症，如感染、出血、伤口愈合不良等。

因此，乳腺癌手术的最佳时机需要根据具体情况，患者应与医生充分沟通，权衡利弊，做出科学的决定。

26. 确诊了乳腺癌，为什么医生建议有些患者先做化疗？

乳腺癌的治疗方案和治疗流程是一个很个体化的问题，要根据患者的具体情况和医生的判断来制订。一般来说，乳腺癌的治疗包括手术、化疗、放疗、内分泌治疗和靶向治疗等，这些治疗可以分为局部治疗和全身治疗。局部治疗主要是指手术和放疗，目的是切除或杀灭乳房内的癌细胞，防止局部复发。全身治疗主要是指化疗、内分泌治疗和靶向治疗，目的是杀灭或抑制血液或淋巴中的癌细胞，防止远处转移。

乳腺癌的治疗顺序可以分为两种：一种是先进行局部治疗，然后再进行全身治疗，这种方式称为术后辅助治疗；另一种是先进行全身治疗，然后再进行局部治疗，这种方式称为新辅助治疗。新辅助治疗通常是指先进行化疗，然后再进行手术，有时还会加上内分泌治疗或靶向治疗。那么，为什么有些患者被医生建议先做化疗呢？这主要有以下几个原因。

（1）乳腺癌已经是局部晚期或有远处转移，不适合直接手术切除或放疗，需要先用化疗缩小肿瘤的大小，控制癌细胞的扩散，然后再考虑手术或放疗的可能性。

（2）乳腺癌的肿瘤较大，不适合保乳手术，需要先用化疗缩小肿瘤的大小，提高保乳的可能性，或者减少乳房切除的范围，改善乳房的外观和功能。

（3）乳腺癌的分子特征较差，如雌激素受体阴性、孕激素受体阴性、HER-2阳性或三阴性，预示着较高的复发和转移风险，需要先用化疗提高手术的效果，或者增加其他治疗的敏感性。

当然，并不是所有的乳腺癌都需要先做化疗，有些乳腺癌可以直接手术切除，然后再根据病理结果和分子特征进行后续治疗，这样也可以达到良好的效果。因此，乳腺癌的治疗方案需要根据具体情况，与医生充分沟通，权衡利弊，选择科学的治疗方案。

27. 乳腺癌晚期还能做手术吗？

晚期乳腺癌是指乳腺癌已经扩散到乳房以外的其他部位，如肺、肝、骨、脑等。手术并不能根治癌症，仅仅是一种姑息治疗的方法，需要与化疗、放疗、内分泌治疗、靶向治疗等全身治疗相结合，才能达到最佳的治疗效果，有以下几种情况可以考虑手术治疗。

（1）如果患者的转移部位较少，且经过全身治疗远处转移灶得到了良好的控制，手术可以作为一种综合治疗的姑息手段，可以减少肿瘤的负担，改善局部症状，提高生活质量，也有利于后续的全身治疗。

（2）如果患者存在特殊情况，如原发肿瘤溃烂、出血、感染等，手术可以缓解这些并发症，减轻患者的痛苦。

不过手术也有一定的风险和难度，术后也有各种并发症风险，需要在医生的专业评估下做出决策。

28. 乳腺癌有哪些手术方式？应该如何选择？

手术切除是早、中期乳腺癌最主要、最常见的治疗手段，手术的目的是切除乳房中的原发癌灶，防止癌细胞扩散到其他部位。根据切除的范围和方式，乳腺癌的手术方式有以下几种。

（1）保留乳房的手术：又称保乳手术，只切除乳房中的肿瘤和周围一定的正常组织，保留大部分乳房。这种手术适用于肿瘤较小、局限于乳房的早期乳腺癌患者。手术后通常需要进行放疗，以降低癌症在乳房复发的风险。其优点是可以保持乳房的外观和功能，但缺点是只有部分乳腺癌患者符合做保乳手术的条件，而且可能需要多次手术，直到切除的组织边缘没有癌细胞为止。

（2）切除乳房的手术：切除整个乳房，包括乳房组织、乳晕和乳头及部分乳房皮肤。这种手术适用于所有乳腺癌患者，但目前多用于肿瘤较大或多灶的乳腺癌患者。其优点是可以彻底切除癌组织，但缺点是会影响患者的外观和躯体形象，可能导致心理和身体的不适。

（3）乳房再造手术：是在乳房切除术的基础上，利用人工假体或自体组织（如腹部或背部的皮肤和肌肉）来重建乳房的形状和大小。这种手术可以在乳房切除术后立即进行，也可以在之后的第二次手术中进行。其优点是可以恢复乳房的外观和功能，提高患者的自信和生活质量，但缺点是会增加手术的风险和复杂度，可能需要多次手术和修复。

乳腺癌的手术方式没有绝对的好坏，每种方式都有其利弊，需要患者和医生充分沟通，权衡利弊，做出合适的选择。乳腺癌的手术只是治疗的一部分，还需要配合其他治疗方法，才能达到最佳的治疗效果。

29. 乳腺癌保留乳房手术安全吗？复发率、转移率高吗？会影响生存率吗？

乳腺癌保留乳房手术是一种旨在切除癌灶同时保留乳房外观和功能的手术方式，对于很多乳腺癌患者来说，是一种理想的治疗选择。但是，很多患者及家属对保乳手术还存有不小的疑虑，没有建立正确的认知。

乳腺癌保留乳房手术是一种安全的手术，但前提是它要有比较严格的适应证选择和严格的治疗流程，它适用于肿瘤较小、局限于乳房的早期乳腺癌患者。手术前、后需要进行多项检查和治疗，以确定肿瘤的特征和切除的范围，并且要达到手术切缘阴性。术后还要进行放疗。只要符合保乳手术的条件，并规范地按照保乳规程治疗，乳腺癌保乳手术不会影响乳腺癌的治疗效果，也不会增加癌症的复发或转移的风险。

乳腺癌保留乳房手术的复发率、转移率与乳腺癌的类型、分期、分子特征、治疗方案等多种因素有关，与手术方式本身没有直接的关系。多项大规模医学数据已经证实了具有适应证的早期乳腺癌患者接受保留乳房手术的安全性和有效性。一项对中国大陆地区的早期乳腺癌患者进行的前瞻性随机对照研究发现，保留乳房手术加放疗与全乳切除术在5年无病生存率、总生存率、局部复发率和远处转移率方面没有显著差异。

乳腺癌保留乳房手术不会降低患者生存率，与全乳切除术相比，保留乳房手术在乳腺癌特异性生存、总生存、无病生存等方面没有显著差异。保留乳房手术不仅可以切除癌变组织，还可以保持乳房的外观和功能，提高患者的生活质量和心理状态。因此，对于符合保留乳房手术条件的乳腺癌患者来说，这是一种安全、有效、美观的治疗选择。

30. 什么是乳腺癌保乳整形手术？它和一般保乳手术有什么不一样？

乳腺癌保乳整形手术是一种在切除乳腺癌的同时，利用整形外科的技术和原理，重建乳房的外观和功能的手术方式。它和一般的保乳手术不同的是，它不仅切除癌变组织，还可以移动或调整周围的乳腺组织，或者从其他部位移植组织，来填充乳腺癌切除后的缺损，从而达到更好的美容效果和患者满意度。乳腺癌保乳整形手术适用于早期乳腺癌患者，尤其是乳房较小或肿瘤较大的患者，以及对乳房外形有较高要求的患者。乳腺癌保乳整形手术的长期生存率和局部复发率与传统的保乳手术或乳房切除术相当。

31. 乳腺癌保留乳房手术后需要放疗吗？

首先应当明确乳腺癌保乳治疗的含义，保乳治疗并不单纯是切除乳房局部的癌变组织，而是包括放疗在内的一套完整科学的治疗模式。乳腺癌保乳治疗主要包括两部分：标准化的保乳手术治疗与术后放疗，对于绝大多数乳腺癌保乳患者来说二者缺一不可。因为单纯乳腺癌保乳手术后最大的问题是局部复发，可高达30%左右，术后放疗可将局部复发降至7%～10%，疗效与切除乳房手术约5%的局部复发率接近。只有对于少数年龄较大、肿瘤复发风险较低的患者才考虑免于术后放疗。

32. 什么是乳腺癌即刻乳房再造手术？会影响乳腺癌的治疗效果吗？

乳腺癌即刻乳房再造手术是指在乳腺癌切除手术的同时完成乳房重建手术，以恢复乳房的外观和功能。这种手术可以减少手术后乳房外观上的改变，提高术后患者的生活质量和心理状态，也可以避免多次手术带来的风险和不便。

做即刻再造手术不会影响乳腺癌的治疗效果，也不会增加癌症的复发或转移的风险。多项研究表明，乳腺癌即刻乳房再造手术与延期乳房再造手术或不进行乳房再造手术相比，在乳腺癌特异性生存、无病生存、局部无复发生存等方面没有显著差异。即刻再造手术也不会影响术后的化疗、放疗、内分泌治疗或靶向治疗的选择和效果。

33. 乳腺癌即刻乳房再造手术有哪些手术方式可供选择？

根据乳房重建的材料和方法的不同，乳腺癌即刻乳房再造手术有以下几种方式可供选择。

（1）自体组织乳房再造：利用患者自身的皮肤、脂肪和肌肉等组织，从身体的其他部位（如腹部、背部、臀部或大腿）取出一块皮瓣，移植到乳房部位，形成一个新的乳房丘。其优点是乳房的质感和外观更自然，不会引起排斥反应或假体破裂等并发症，也不会影响乳腺癌的治疗和随访；缺点是手术时间较长，创伤较大，有时需要显微外科技术，恢复时间也较长，可能会影响供区部位的功能和美观。

（2）人工假体乳房再造：利用人工的乳房假体，多采用硅胶材料，植入到乳房部位，形成一个新的乳房丘。其优点是手术时间较短，创伤较小，恢复时间也较短，可以根据患者的需求选择不同的假体大小和形状；缺点是乳房的质感和外观可能不够自然，可能会出现假体移位、硬化、破裂、感染等并发症。

（3）真空负压抽吸后的脂肪种植手术：利用真空负压抽吸技术，从患者自身的腹部、臀部或大腿等部位抽吸脂肪细胞，经过分离和处理后，注射到乳房部位，形成一个新的乳房丘。其优点是手术微创，不需要切口，不会留下瘢痕，乳房的质感和外观也比较自然，不会引起排斥反应或假体破裂等并发症；缺点是手术效果不稳定，可能会出现脂肪液化、吸收、坏死等并发症，需要多次手术才能达到理想的效果，也不适用于原切除乳房体积较大的患者。

34. 乳房切除后会影响上肢活动吗？

从解剖上看，乳房位于胸大肌与胸小肌的表层，乳腺小叶尾部紧邻腋窝，上肢的运动不可避免要带动乳房的活动。反过来讲，乳房切除手术后的局部瘢痕形成会对上肢运动有轻度影响，但不会对同侧上肢运动造成明显损害。其实乳腺癌手术对上肢活动影响的主要因素并不是乳房切除，而是同时进行的腋窝部位的手术，因为大多数乳腺癌患者除了进行乳房手术，还需要进行同侧腋窝淋巴结的活检或清扫手术，腋窝手术本身的创伤以及手术后的瘢痕形成会明显影响肩关节的运动功能，尤其是肩关节外展和上举的幅度。虽然前哨淋巴结活检手术的开展大大减少了腋窝组织的损伤以及腋窝瘢痕组织的形成，从而减轻了术后肩关节活动的损伤，但对于存在腋窝淋巴结转移的乳腺癌患者仍需要做创伤更大的腋窝淋巴结清扫手术，而且部分患者的术后放疗也会进一步加重肩关节周围组织的损伤。乳腺癌术后上肢的运动障碍仍是常见的并发症之一。因此，乳腺癌术后患侧上肢科学性的康复性锻炼是乳腺癌患者应当掌握的重要内容。

35. 什么是前哨淋巴结活检手术?

经淋巴道转移是乳腺癌最常见的转移方式，最常见的淋巴转移部位是同侧腋窝淋巴结。腋窝淋巴结的状况是判断乳腺癌预后和指导辅助治疗的最重要指标。在前哨淋巴结技术发明以前，腋窝淋巴结清扫术一直是浸润性乳腺癌手术治疗的必要部分，对病情和预后的判断以及术后辅助治疗的选择均有十分重要的作用。然而，腋窝淋巴结清扫术会带来许多近期和远期并发症，如上肢淋巴水肿、疼痛、肩关节活动障碍、麻木等，严重影响患者术后的生活质量。下面先给大家介绍一下什么是前哨淋巴结：如图1所示，乳腺内有丰富的淋巴管网，淋巴结是这个网络中的一个个节点，对肿瘤细胞有一定的暂时性阻隔作用，在乳房组织内形成的淋巴液约75%流向同侧腋窝方向，淋巴液流至腋窝时会依次经过一站站的淋巴结，在这一过程中，接受乳房淋巴液的第一站淋巴结（可以是一个或多个）即称为前哨淋巴结，同时也是原发肿瘤发生淋巴转移所必经的第一站淋巴结。

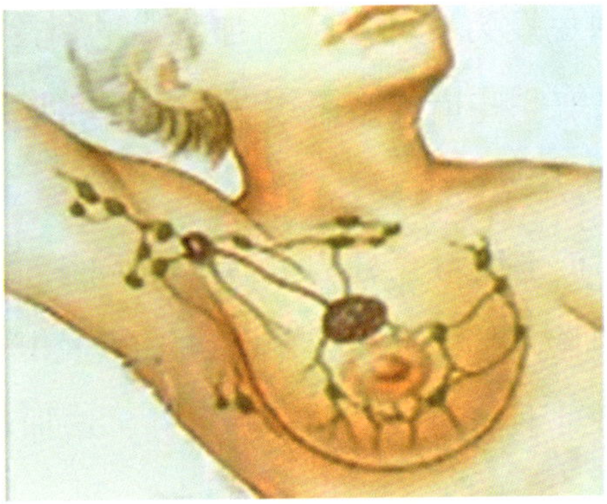

图1　乳腺淋巴管网

36. 乳腺癌患者如合并其他疾病需口服多种药物，术前如何调整?

肿瘤患者老年人较多，常同时有多种慢性疾病，平时需服药治疗。如术前长期服用抗凝药，应在术前至少停药1周，避免术中、术后渗血；术后若无出血风险，则一般术后2天可恢复用药。高血压患者为避免术中血压波动，可在手术当天早晨用一小口水服药，这样有利于维持术中、术后的血压平稳，减少心血管并发症。术前口服降糖药的糖尿病患者，术后通常使用皮下注射或静脉注射短效胰岛素控制血糖。

37. 乳腺癌手术前患者如果过度紧张，应该如何处理?

因为手术本身就是一种创伤性的经历，而乳腺癌手术又会影响患者的身体形象和心理健康。因此，手术前的紧张和焦虑是正常的情绪反应，不必过分担心。但如果紧张和焦虑过度，可能会影响患者的睡眠、食欲、情绪和免疫力，甚至会增加手术的风险和并发症。因此，患者和家属应该采取一些措施，来缓解手术前的紧张和焦虑，提高手术的成功率和恢复的质量。

（1）与医生和护士进行充分的沟通：手术前，患者应该了解手术的目的、过程、风险和预后，以及术后的护理和康复计划。通过沟通，患者可以消除对手术的恐惧和不确定性，增加对手术的信心和合作性。

（2）与家人和亲友进行交流：手术前，患者可以与家人和亲友进行交流，分担自己的担忧和情绪，通过他们的支持和理解帮助自身缓解紧张情绪。家人和亲友也可以陪伴患者，给予患者安慰和鼓励，帮助患者调整心态，保持积极和乐观的态度。家人和亲友也可以帮助患者处理一些日常事务，如收拾行李、安排住院、照顾家庭和孩子等，减轻患者的负担和压力。

（3）采用一些放松技巧：如深呼吸、渐进性肌肉松弛或冥想等，这些方法可以帮助缓解紧张和焦虑情绪，增加身心的放松感。也可以听一些舒缓的音乐，看一些有趣的书籍或电影，或者做一些自己喜欢的轻松的活动，如绘画、写日记、做手工等，以分散注意力，提高心情。

（4）咨询心理健康专业人士：如果患者在术前感到特别紧张或焦虑，或者出现抑郁、焦虑、恐惧、失眠等心理症状，可以考虑咨询心理健康专业人士，如心理治疗师或心理学家，给予患者情绪支持和应对策略，帮助患者处理焦虑情绪。

（5）应用镇静类药物治疗：必要时可口服或静脉注射地西泮，减轻患者的焦虑、紧张情绪。

38. 乳腺癌手术前，患者及家属应当告知麻醉医生哪些问题？

为了评估患者的麻醉风险和选择合适的麻醉方案，患者及家属应该如实回答以下问题，并积极配合麻醉医生的检查和指导，如果有任何疑问或担忧，也可以向麻醉医生咨询，了解麻醉的过程、效果和可能的并发症。

（1）患者是否有过敏史，尤其是对麻醉药物、抗生素、碘剂等的过敏反应。

（2）患者是否有心脏病、高血压、糖尿病、哮喘、肝肾功能不全等慢性疾病，或者有出血倾向、凝血功能障碍等血液系统病变。

（3）患者是否有呼吸道感染、咳嗽、咯血、气喘等症状，或者有吸烟、饮酒等不良习惯。

（4）患者是否有牙齿缺失、义齿、牙龈炎等口腔问题，或者有颈椎病、颈部手术史等影响气管插管的情况。

（5）患者是否正在服用或近期服用过任何药物、维生素或补充剂，尤其是抗凝药物、抗血小板药物、抗抑郁药物、中药等，以及服用的剂量和时间。

（6）患者是否有家族史或个人史中有麻醉相关的并发症或不良反应，如恶性高热、麻醉药物中毒、麻醉觉醒延迟等。

（7）患者是否有月经来潮、妊娠或哺乳等特殊情况，或者有其他需要注意的事项。

39. 乳腺手术后当天患者及家属应该如何配合医生护士进行术后恢复？

乳腺癌手术一般采用全身麻醉的方式，术后患者清醒后会返回病房，患者及陪床家属应当注意以下问题。

（1）不要随意摆弄心电、血氧等监测设备，如遇监测设备报警及时通知医护人员。

（2）观察导管和引流袋的颜色、引流量，并及时向医生或护士反馈，不要擅自拔除或移动导管和引流袋，以免造成引流管打折堵塞或脱落。

（3）协助卧床的患者做一些简单的下肢活动，以减少下肢静脉发生血栓的风险。

（4）如果患者出现恶心、呕吐，协助她及时将头部侧向一方将呕吐物清除。

（5）由于多数患者不习惯卧床时排尿，协助护理人员帮助患者排尿，并避免患者术侧胸壁与肢体的过度活动，减少出血风险。

（6）由于全身麻醉时需要气管插管，患者术后出现咽喉部轻度疼痛属正常现象，但患者如出现呼吸困难则需及时告知医务人员。

（7）手术前日常服用的药物（如降压药、降糖药）不要随意服用，请根据医生医嘱确定是否服用。

40. 乳腺癌手术后需要安置镇痛泵吗？

有些患者和家属一想到开刀手术就对疼痛产生恐惧，但是，乳腺癌手术大多数情况下并没有想象中那种疼痛。乳腺癌患者手术后是否需要镇痛泵，这要从镇痛泵的临床作用、安置镇痛泵的必要性以及镇痛泵的潜在不良反应来综合考虑。

第一，术后镇痛泵就是一种工具，它使镇痛药物在血浆中能保持一个稳定的浓度，从而达到术后持续镇痛的目的。一方面可减轻术后刀口疼痛造成的不适，另一方面有利于术后患者早期恢复活动。

第二，乳腺癌手术尤其是乳房全切手术，是一种体表破坏性手术，在切除乳腺组织的同时，也切掉了手术区域感觉神经的末段，手术后的切口及创面是感觉麻木的，并无明显痛感，因此乳腺癌手术尤其是乳房全切手术后无持续性镇痛必要。即使因留置引流管或乳房局部切除术后出现的疼痛也大多是一过性的，通过1～2次注射镇痛药即可。

第三，镇痛泵并不是没有不良反应的，因镇痛泵持续性向血管内注射镇痛药物，可能引发许多不良反应，尤其是在患者术后疼痛不明显的情况下，其不良反应表现得更加突出。常见不良反应包括恶心、呕吐，严重影响进食，还会出现嗜睡，精神萎靡，尤其是老年及体弱病人嗜睡的程度更重，局麻药、阿片类药还有可能引起尿潴留。

因此，从必要性及安全性角度综合评估，镇痛泵不适合于绝大多数乳腺癌术后患者。

41. 乳腺癌患者手术需要用抗生素吗?

乳腺癌患者手术是无菌手术，属于Ⅰ类切口，所以一般不需要使用抗生素。但对于手术创面较大、手术持续时间较长者，以及术前化疗、一期乳房重建、输血、肥胖、吸烟、合并糖尿病等高危因素患者，术前预防性应用抗生素能有效降低乳腺癌手术后手术部位感染率。另外，术后创面愈合是一个相对漫长的过程，尽管手术本身是清洁切口，但人体皮肤是一个富含细菌的器官，尤其在夏季，汗液更增加了感染的风险。所以乳腺癌手术后仍有感染的风险，在发生感染后一方面需做换药清创处理，同时也需要适当应用抗生素进行抗感染治疗。

42. 乳腺癌患者手术后如何减少感染风险？

乳腺癌患者手术后创面及切口愈合是一个较漫长的过程，虽然术后感染发生率不高，一旦发生感染，会进一步延迟创面的愈合。为减少术后感染，应注意以下几方面的问题。

（1）手术前的饮食：应给患者高热量、高蛋白质、高维生素的饮食，使患者能有更好的体力来应对接下来的手术；如果患者较胖，则应该多吃高蛋白质、低热量、低脂肪的食物。

（2）手术后的饮食：乳腺癌患者手术后在第二天即可恢复正常饮食，患者要忌辛辣刺激饮食，因为辛辣刺激的食物会影响伤口的愈合；而过烫、过凉、过咸的食物对消化道黏膜的损伤大，不利于营养素的吸收。要多补充蛋白质和维生素。

（3）引流管的护理：最主要的是要始终保持引流管的通畅与负压吸引，在每日清理负压瓶中的液体操作过程中要夹闭引流管，以免引流管中的残留液体倒流回体内。

（4）日常活动：保持适当的居家活动，一定要避免到超市、商场等人多且不洁净的环境中。

（5）定期换药清洁伤口：根据医嘱定期返院换药，以观察创口愈合情况，确定拆线与拔除引流管的时间。术后要保持伤口干燥，如果家属或患者发现伤口渗血或渗液过多、污染敷料，应通知医生及时更换敷料，防止伤口感染。如果发现患者的手术切口长期不愈合，应到医院在无菌条件下行伤口切开治疗，以清除伤口内的异物，促进肉芽组织的生长，使切口愈合。在手术后，应为患者提供良好的环境，不要让过多亲友探视，以避免交叉感染。保证患者有充分的休息和睡眠，必要时可以应用镇静剂。

43. 乳腺癌手术后都需要带引流管吗？术后带引流管需要注意哪些问题？

因为乳腺癌根治术创面较大，不论是乳房切除还是腋窝淋巴结清扫手术，手术后都要残留较大的空腔，空腔的表层是一层较薄的皮肤组织（皮瓣），但伤口的愈合不仅是切口的愈合，还包括皮瓣最终与基底组织的贴合与愈合。术后由于空腔的存在，淋巴管断端可使淋巴液积聚在皮下，手术时的渗血亦可同时积聚在皮下，组织间的静水压以及创伤后的炎症渗液都会聚集在皮下空腔中。因此，必须放置引流管，用持续的负压吸引，这样就不断吸出积聚的渗血、渗液，使皮瓣紧贴创面，有利于伤口的愈合，防止皮瓣的坏死和感染。带引流管期间，应当注意以下问题。

（1）保持引流管的畅通，经常挤压引流管，防止血块堵塞，防止引流管受压、扭曲等。

（2）卧位时，翻身的幅度不宜过大，以防引流管滑脱。

（3）每日定时清除负压引流瓶中的液体并记录引流量，为将来确定拔出引流管的时机提供数据。

（4）倒出负压引流瓶中引流液操作时要夹闭引流管，以免引流管中残液体回流体内造成感染。

拔除引流管后，少数患者还会有积液产生。少量积液可用针筒吸出并做局部加压包扎，积液较多时需再次引流，经处理后伤口都会良好愈合。

44. 手术后带引流管回家应注意什么？

由于乳腺癌手术后患者一般情况恢复较快，第二天即可下地正常活动，饮食也可恢复正常，而伤口的恢复相对较慢，往往要到10天以上，因此很多术后需要留置引流管的患者需要带管回家，患者居家带管时需要注意以下问题。

（1）引流管妥善固定保持通畅，以免引流管受压、扭曲、打折及脱落。

（2）引流管长度以患者床上翻身有余为宜，防止引流管脱出。如引流管不慎脱出，应及时就诊，给予处理。

（3）负压鼓保持半瘪为宜。如负压鼓膨胀，请及时返回医院查找原因给予处理。

（4）引流液应每天定时倾倒，倾倒时要注意夹闭引流管并记录24小时引流量。如果引流液呈暗红色，且每小时超过100ml提示有活动性出血，应立即报告医生及时处理。

（5）引流量一般术后1～2天比较多，以后逐渐减少。引流液由血性逐渐变为淡黄色。引流管一般放置3～5天。引流液颜色变淡，24小时引流液小于10～20ml，局部无积血、积液，可考虑拔管。

（6）患者下床活动前，应注意将引流鼓上的别针从床上取下，将其别在上衣口袋处以免引流管牵拉脱出；注意保持引流管及引流鼓的位置始终低于引流管出口处，以防止逆行感染。

按医生的安排定时到医院换药。

45. 乳腺癌手术后换药期间患者及家属应当注意哪些问题?

乳腺癌手术后一般比其他肿瘤手术后一般情况恢复快，所以住院时间较短，但乳腺癌术后创面及伤口的恢复较慢，常需居家康复，定期到医院换药，所以在术后换药期间需要注意一些问题。

（1）患者及家属需要注意保持伤口的干燥和清洁，避免沾水或沾染其他物质。如果伤口有渗出物，要及时清除，防止细菌滋生。如果伤口有红肿、热痛、流脓或发热等感染的迹象，要及时向医生报告，按照医嘱使用抗生素或其他药物。如果伤口有裂开、流血或其他异常情况，也要及时就医，避免造成更严重的后果。

（2）需要注意遵守医生的指导，按时换药，不要随意更换或拆除敷料，以免影响伤口愈合。换药时要轻轻地揭去旧的敷料，用棉签蘸取碘伏擦拭伤口周围的皮肤，注意不要碰到伤口本身，以免造成刺激或损伤。然后，用干净的纱布覆盖伤口，用胶布固定，注意不要过紧或过松，以免影响血液循环或导致敷料移位。

（3）如果带有创面引流管，注意每日观察引流液的情况，重点是引流液的颜色和引流量，正常的情况是引流液逐渐由淡红色转为淡黄色，引流量逐渐减少，如出现异常情况，需及时联系医务人员。

46. 部分乳腺癌患者术后拔除引流管后为什么还会发生皮下积液?

皮下积液是乳腺癌术后常见的并发症之一，是指手术区域皮肤和胸壁之间积聚过多的液体，通常为术后创面的渗液和淋巴液。皮下积液会导致切口愈合延迟，增加感染和水肿的风险，影响患者的生活质量和治疗效果。

医生一般会根据术后每日引流液的情况确定拔除引流管的时机，大多数情况下都是在每日引流液少于10～15ml后拔除引流管，但是仍会有部分乳腺癌患者术后拔除引流管后会发生皮下积液，有以下几个可能的原因。

（1）引流管拔除后，患者活动过度，导致切口张力增大，皮瓣与胸壁分离，创面渗出液无法被吸收，积聚在皮下形成积液。

（2）患者合并未控制高血压、糖尿病等慢性疾病，术后营养不良，免疫力低下，切口感染，引起炎症反应，创面渗出液增多，积聚在皮下形成积液。

（3）患者术后未按时服用抗凝药物，导致血液凝固，形成血块，堵塞引流管，影响引流效果，积聚在皮下形成积液。

47. 乳腺癌乳房全切术拔除引流管后出现皮下积液怎么办?

乳腺癌乳房全切术后出现皮下积液是一种常见的并发症，根据乳房大小、肿瘤情况、体质、年龄不同，皮下积液有很大的个体差异，可能会影响伤口的愈合和辅助治疗的开始，也会给患者带来不适和困扰。如果发现有皮下积液的症状，如局部隆起、波动感、压痛等，应该及时向医生报告，并按照医嘱进行相应的处理。皮下积液的处理方法主要有以下几种。

（1）保守治疗：包括定期穿刺抽液、加压包扎、使用止血药物等，适用于积液量少、无感染的情况。这种方法可以减少积液的量，促进创面的愈合，但可能需要反复进行，效果不稳定。

（2）再次置管引流：如果引流液较多或皮下积液范围较广，可考虑置管负压引流，等引流液变少，皮瓣与胸壁组织愈合后再拔管。

（3）手术治疗：目前已极少使用，只适用于积液量大、反复抽液无效或有感染的情况。这种方法可以彻底清除积液空腔的囊壁，使皮瓣与基底创面贴合，置入引流管持续负压吸引，外部加压固定，使皮瓣与基底创面尽快建立血液循环，防止积液的再次形成。

48. 什么是皮瓣坏死？出现皮瓣坏死很严重吗？

皮瓣坏死是乳腺癌乳房全切术后比较常见的并发症，可能会影响伤口的愈合和美观，也会给患者带来疼痛和感染的风险。皮瓣坏死的原因主要是皮瓣的血供不足，多与手术切口的选择、皮瓣的厚度、张力、乳房大小以及患者是否合并高血压、糖尿病等基础疾病有关。如发现皮瓣坏死，不需要过度紧张，按照正确的处理流程，绝大多数伤口最终都能愈合。皮瓣坏死的处理方法主要有以下几种。

（1）保守治疗：适用于皮瓣发紫或小面积的全层坏死的情况，主要包括湿敷、换药、使用抗生素和扩张血管药物等，以改善血液循环和促进肉芽组织生长。

（2）清创换药：适用于较大面积的全层坏死或有感染的情况，待坏死范围明确后，切除坏死皮瓣及周围不新鲜的组织，重新缝合血运良好的皮瓣。

（3）手术植皮：目前已很少使用，只有在坏死范围大、经换药治疗无效后才考虑植皮手术。

49. 乳腺癌手术后局部加压包扎要用到什么时候？

对于乳腺癌乳房全切患者，术后皮下积液是最常见的并发症，除了留置引流管对创面进行持续性负压引流外，创面加压包扎、固定皮瓣也是一项重要的措施，应用弹力绷带缠绕胸壁并穿戴弹力背心是一种较方便且有效的方法。经过一段时间的换药后引流液量减少，拔除引流管后确定皮瓣已与胸壁愈合，无皮下积液后即不再需要弹力背心与弹力绷带加压包扎了。

50. 乳腺癌乳房切除术后什么时候拆线？

乳腺癌手术后切口缝线的目的主要为对齐拉合切口处皮缘，使切口处皮肤在无张力状态下生长愈合。乳腺癌乳房切除术后拆线的时间取决于切口缝合方式、缝线材料和伤口愈合情况。一般来说，主要有以下几种情况。

（1）如果切口缝合方式是间断缝合，缝线材料是不可吸收线，伤口愈合正常，那么拆线时间一般是术后7～9天。

（2）如果切口缝合方式是间断缝合，缝线材料是不可吸收线，伤口愈合正常，那么拆线时间一般是术后10～14天。

（3）如果切口缝合方式是皮内缝合，缝线材料是不可吸收线，那么不需要拆线，因为缝线会在一段时间后被人体吸收。

（4）如果伤口出现感染、渗液或其他并发症，那么拆线时间可能会延迟，需要根据医生的判断和指导进行。

乳腺癌乳房切除术后拆线是一个重要的环节，拆线过早或过晚都会影响伤口的愈合和美观。因此，患者应该按时去正规医院换药，医生会根据具体情况确定拆线时间。

51. 乳腺癌手术后什么时候可以开始洗澡？

乳腺癌手术后洗澡的时间，与手术方式、切口大小、缝合材料以及是否影响切口愈合、并发症有关，原则上洗澡前要征求医生的意见，常见以下几种情况。

（1）对于需要拆线的伤口，一般拆线后3天，等缝线针孔闭合后才可以洗澡，大多数患者需要术后2～3周。

（2）对于皮内缝合免拆线的伤口，需要等到末端线头脱落3天后才能洗澡，因吸收线的材质不同，多数患者需要术后3～4周。

（3）对于术后引流液较多，带管时间较长患者，需等到拔除引流管以后才能洗澡。

（4）切口感染延期愈合，需要等到愈合后才能洗澡。

（5）本身有糖尿病等影响切口愈合的疾病，愈合时间无法确定，血糖控制为正常值后7天可以愈合，才能洗澡。

（6）切口脂肪液化或者切口不愈合，需要经常换药治疗，在完全愈合前不要让切口沾水。

52. 乳腺癌手术后局部会出现哪些异常感觉？应当如何处理？

由于乳腺癌乳房全切手术是一个剥离面覆盖半个胸壁的皮下切除手术，部分患者还需要清扫腋窝组织，不但手术创面大，而且创面位于皮下，对于术后的胸壁皮肤及患侧上肢的感觉不可避免地造成明显影响，术后局部可能会出现以下几种异常感觉。

（1）伤口疼痛：这是由手术切口的创伤和愈合过程中的神经刺激引起的，一般会随着时间的推移而逐渐减轻。患者可以根据自己的疼痛程度，按照医嘱适当使用镇痛药物，如对乙酰氨基酚、非甾体抗炎药等，避免过量或滥用。同时，患者应该注意保持伤口的清洁和干燥，避免外力的挤压或摩擦，防止伤口的感染或裂开。

（2）胸壁创伤表面皮肤的麻木、瘙痒和刺痛：这是由于手术过程中切断了部分皮肤感觉神经，导致神经末梢的功能障碍或再生过程中的异常刺激引起的，一般不影响日常生活和工作，也不需要特殊的治疗。患者可以通过按摩、热敷、物理疗法等方法，促进血液循环和神经修复，缓解不适感。大多数患者的感觉会在手术后6个月至1年内恢复正常，但也有少数患者会出现持续性或永久性的感觉障碍。

（3）患侧上肢肿胀与麻木：多发生于进行腋窝淋巴结清扫和部分前哨淋巴结活检的患者，由于手术中局部神经不可避免地破坏以及部分患者术后的上肢水肿，患者术后可能会出现患侧上肢的麻木等异常感觉。这种情况需要在术后复查时做超声或CT检查，以排除腋窝部位肿瘤复发与转移造成上肢异常感觉的可能。

53. 乳腺癌患者手术后可以侧身睡觉吗?

乳腺癌患者手术后可以侧身睡觉。在手术后早期(伤口尚未愈合时),患者都应向未手术方向侧身睡觉,以免对创面造成不适当的压迫。在伤口愈合后则应区别对待,对于未行腋窝淋巴结清扫的乳腺癌患者(包括未做腋窝手术以及仅行腋窝前哨淋巴结活检术),可向任意一侧睡觉。而对于接受腋窝淋巴结清扫的乳腺癌患者,则应避免向手术侧侧身睡觉,因为腋窝淋巴结清扫手术患侧上肢应当避免受压,以免引起或加重上肢淋巴水肿。

54. 乳腺癌腋窝淋巴结清扫术后是否患侧手臂就“废”了?

患侧上肢外展、上抬功能受限和淋巴回流障碍造成的上肢淋巴水肿是乳腺癌腋窝淋巴结清扫术后最常见的两个并发症,如术后未能进行科学的肢体功能康复锻炼,可能会明显影响患侧上肢功能。因此,患者术后按时进行功能康复操训练是很重要的,具体内容见“功能康复与日常生活篇”。

55. 乳腺癌手术已做完,术后病理结果还重要吗?

乳腺癌患者手术前的病理学检查或细胞学检查主要目的是定性诊断。手术后的病理学检查属于定量诊断,是非常重要的,它可以帮助患者和医生了解乳腺癌的具体类型、分期、分子分型、预后,对于乳腺癌患者具有十分重要的意义,是指导患者进行综合治疗的最主要依据。

56. 乳腺癌手术后病理报告上的肿瘤分类、分级、分型与分期是什么意思？它们有什么不同？

乳腺癌手术后病理报告上的肿瘤分类、分级、分型与分期是不同的概念，它们分别反映了肿瘤的不同特征和预后，简单解释如下。

肿瘤分类就是看肿瘤是从哪种乳腺细胞变成的，因为乳腺里有很多种不同的细胞，它们长得不一样，功能也不同。有些细胞是负责输送乳汁的，有些细胞是负责制造乳汁的，有些细胞是负责保护乳腺的。当这些细胞发生癌变时，它们就会失去正常的功能，开始无节制地增殖，形成肿瘤。不同的细胞变成的肿瘤，它们的样子和行为也不一样，所以要用不同的名字来区分它们，如导管癌、小叶癌、髓样癌等。

肿瘤分级就是看肿瘤细胞有多么的不正常，因为正常的细胞都是有规律的，它们的大小、形状、颜色都差不多，而且它们会按时分裂。但是癌变的细胞就不一样了，它们的大小、形状、颜色都很不一致，而且它们会不停地分裂，不顾后果。越是不正常的细胞，越是恶性的肿瘤，越是难以治疗。所以要用分级来表示肿瘤细胞有多么的不正常，分为低、中、高三个等级，等级越高，越不正常。

肿瘤分型就是看肿瘤细胞有什么特殊的标志，因为每个细胞都有一些特定的分子，它们可以接收或者发送一些信号，来控制细胞的生长、分化、死亡等。有些分子是好的，有些分子是坏的，有些分子是中性的。当细胞发生癌变时，它们的分子也会发生变化，有些分子会变多，有些分子会变少，有些分子会消失，有些分子会出现。这些分子的变化，会影响肿瘤的生长速度、转移能力、对药物的敏感性等。所以要用分型来表示肿瘤的细胞有什么特殊的分子，主要是看ER、PR、HER-2和Ki-67这四个指标，根据它们的表达情况，肿瘤可以分为Luminal A型、Luminal B型、HER-2阳性型和三阴性型等。

肿瘤分期就是看病情有多么严重，因为肿瘤不仅会影响乳腺本身，还会影响周围的淋巴结和远处的器官。肿瘤越大，越容易侵犯周围的组织，越容易通过淋巴管或者血管转移到其他部位，造成更大的危害。所以要用分期来表示病情有多么严重，主要是看肿瘤的大小、淋巴结的转移情况和远处的转移情况，分为0期、Ⅰ期、Ⅱ期、Ⅲ期和Ⅳ期等，期数越高越严重。

57. 什么是三阴性乳腺癌？很可怕吗？

三阴性乳腺癌是乳腺癌的一种亚型，它的特点是癌细胞中缺乏ER、PR和HER-2。这些受体是一些蛋白质，它们可以接收来自激素或其他物质的信号，从而影响癌细胞的生长和分化。由于三阴性乳腺癌缺乏这些受体，所以它对一些针对这些受体的靶向药物没有反应，如内分泌治疗和抗HER-2治疗。

三阴性乳腺癌占所有乳腺癌的10%～20%，它通常发生于年轻、非洲裔和携带BRCA1基因突变的女性。它的生物学行为表现为侵袭性较强，容易发生局部复发和远处转移，预后较差。目前，三阴性乳腺癌的主要治疗手段是化疗，但化疗的效果有限，而且会带来一些不良反应。因此，寻找更有效的治疗方法是三阴性乳腺癌的一个重要的研究方向。

近年来，一些新的药物和疗法，如免疫类药物和抗体偶联药物已经用于三阴性乳腺癌的治疗，这些药物可以针对三阴性乳腺癌一些特定的分子标志物，从而提高疗效和安全性。不过，这些药物仍然存在一些局限性，如只适用于部分患者、会产生耐药性等。因此，三阴性乳腺癌的治疗仍然需要更多的创新和突破。

总之，三阴性乳腺癌是一种比较难治的乳腺癌亚型，它给患者带来了很大的困扰和挑战。但是，随着科学技术的发展和临床研究的深入，对三阴性乳腺癌的认识和治疗也在不断进步，希望能够为患者带来更好的预后和生活质量。

58. 什么是HER-2扩增型乳腺癌？预后很差吗？

HER-2扩增型乳腺癌是乳腺癌的一种亚型，它的特点是癌细胞中的HER-2基因发生扩增，导致ERBB2蛋白过度表达。HER-2是一种人表皮生长因子受体，它可以促进癌细胞的生长、分化和侵袭。HER-2扩增型乳腺癌占所有乳腺癌的15%～20%，它通常发生于年轻、非洲裔和携带BRCA1基因突变的女性。

HER-2扩增型乳腺癌的预后取决于多种因素，如肿瘤的大小、分期、分化程度、淋巴结转移情况、激素受体状态等。一般来说，HER-2扩增型乳腺癌的预后较差，因为它的生物学行为表现为侵袭性较强，容易发生局部复发和远处转移，对化疗的反应也较差。然而，随着针对HER-2的靶向药物的发展和应用，如曲妥珠单抗、帕妥珠单抗等，HER-2扩增型乳腺癌的治疗效果和生存期都有了显著的提高。因此，HER-2扩增型乳腺癌的预后并不是一成不变的，而是可以通过有效的治疗手段来改善。

59. 什么是三阳性乳腺癌?

三阳性乳腺癌是乳腺癌的一种亚型，它的特点是癌细胞中同时表达ER、PR和HER-2。这些受体是一些蛋白质，它们可以接受来自激素或其他物质的信号，从而影响癌细胞的生长和分化。由于三阳性乳腺癌同时表达这些受体，所以它对一些靶向这些受体的药物有反应，如内分泌治疗和抗HER-2治疗。

三阳性乳腺癌占所有乳腺癌的10%～15%，它通常发生在年轻女性，其生物学行为表现为侵袭性较强，容易发生局部复发和远处转移，预后较差。目前，三阳性乳腺癌的主要治疗手段是化疗、内分泌治疗和靶向治疗，但化疗的效果有限，而且会带来一些不良反应。因此，寻找更有效的治疗方法是三阳性乳腺癌的一个重要的研究方向。

60. 乳腺癌患者术后何时可以坐飞机?

乳腺癌患者术后坐飞机的时间和注意事项取决于手术方式、伤口愈合情况和飞行时长等因素，需要考虑以下问题。

（1）乳腺癌患者术后1～2周最好不要乘坐飞机，以免途中压力变化，使得闭合的伤口再次撕裂或创面出血。

（2）如果伤口愈合正常，且飞行时间不长，可以在术后2周后坐飞机，但要注意保持上肢活动，促进血液循环，避免上肢淋巴水肿的发生。

（3）如果飞行时间较长，或者有上肢淋巴水肿的风险，建议在乘坐飞机时，戴一个合适的弹力袖套给上肢加压，以减轻水肿的程度。

（4）在旅行的过程中，要注意避免患侧上肢受伤或感染，防止伤口撕裂或发炎，也要避免抬举过重的行李，以免加重上肢的负担。

61. 乳房重建术后为什么需要穿塑身衣？需要穿多长时间？

乳腺癌患者行重建手术后一般需要穿着一段时间的塑身衣，尤其是行假体植入乳房重建的患者，塑身衣可以起到以下作用。

（1）帮助固定乳房，防止假体移位或旋转，保持乳房的形态和对称性。

（2）减少伤口的张力，促进伤口的愈合，减少瘢痕的形成。

（3）提供一定的压力，减轻术后的水肿和疼痛，预防上肢淋巴水肿的发生。

（4）保护重建的乳房，避免受到意外撞击或感染。

乳腺癌乳房重建术后穿塑身衣的时间取决于手术方式、伤口愈合情况和个人舒适度等因素。以下是一些参考建议。

（1）如果手术方式是植入物乳房重建，那么术后应该尽快开始穿塑身衣，并且每天穿24小时，连续3～6个月，直到假体完全稳定在胸壁上。

（2）如果手术方式是自体组织乳房重建，那么术后可以在伤口愈合后开始穿塑身衣，并且每天穿12～16小时，连续3～6个月，直到乳房形态稳定。

62. 即刻乳房重建影响乳腺癌术后辅助治疗吗？

选择乳房再造手术前，患者应充分了解手术对后续治疗可能造成的影响。如果重建的乳房源于自体组织，它不会影响放疗、化疗、内分泌治疗，也不会影响术后复查。但如果选择硅胶假体有可能因放疗导致包膜挛缩、变形。因此，对预计需要术后放疗的患者应选择自体组织移植或延期假体乳房重建。

63. 乳腺癌内科常用治疗手段有哪些？

乳腺癌内科治疗手段包括化疗、靶向治疗、内分泌治疗以及免疫治疗，均属于全身性药物治疗，具体治疗方式及用药方案主要根据肿瘤的分类、分型、分期等病理检查结果而定。

64. 什么是化疗？

化疗全称是化学治疗。正常细胞都以一定的规律分裂和增殖，癌细胞的分裂失去控制，增殖迅速，形成肿块。化疗药物能破坏癌细胞的分裂和自身增殖，使其受破坏而最终死亡。化疗可使肿瘤收缩，症状减轻，延长寿命。

65. 什么是新辅助化疗？

新辅助化疗是指在恶性肿瘤局部实施手术或放疗前应用的全身性化疗。新辅助化疗后可使大部分原发性乳腺癌体积明显缩小，用于进展期乳腺癌可以提高其切除率；对于部分乳腺癌患者可提高选择保留乳腺术式的机会，在留住健康的前提下也留住美丽，为患者今后身心双方面的康复创造有利条件。另外，新辅助化疗还可看作一种在体的药物敏感试验，通过新辅助化疗肿瘤得到完全缓解者预后明显优于未达完全缓解的患者。

66. 什么是化疗周期?

化疗周期是指化疗治疗的一个完整的时间单位，通常由化疗用药的时间和化疗间歇的时间组成，目前乳腺癌的化疗方案多采用2周或3周方案，从注射化疗药物的第一天算起，直到下一次用药之前。

67. 什么是化疗间歇期?

乳腺癌一个完整的化疗方案要分作多个周期进行，在一个化疗周期中，用药时间为一天或数天，在这个周期中不用药的剩余时间称为化疗间歇期。在化疗间歇期内，患者的正常细胞可以得到修复，机体免疫功能和脏器功能得到恢复。

68. 怎样理解化疗方案?

化疗方案是指根据不同的肿瘤类型、分期、分子分型、病理结果、化疗目的、化疗时机等因素，选择合适的化疗药物、给药方式、剂量、周期和疗程等内容，以达到最佳的治疗效果和最小的毒副作用的综合治疗计划。应当从以下几个方面来理解化疗方案。

（1）化疗药物是指具有抗肿瘤作用的细胞毒性化学药物，可以根据其化学结构、作用机制、周期特异性等不同标准进行分类。

（2）给药方式是指化疗药物进入人体的途径，可以分为口服、静脉输注、动脉灌注、腔内注射、瘤内注射等。不同的给药方式有不同的优缺点，需要根据肿瘤的部位、大小、扩散情况以及药物性质、患者耐受性等因素综合考虑。

（3）剂量是指化疗药物用量，通常以每平方米体表面积（mg/m^2）或每千克体重（mg/kg）来表示。剂量的确定要根据药物的毒性、患者的年龄、体重、肝肾功能等因素来调整。

（4）化疗周期是指化疗的一个完整的时间单位，由用药时间和间歇时间组成。周期的长度取决于药物的半衰期和肿瘤细胞的倍增时间。

（5）疗程是指化疗的总次数，由医生根据肿瘤的类型、分期、分子分型、病理结果、化疗效果等因素来决定。

69. 乳腺癌患者在化疗前应做好哪些准备？

化疗是部分乳腺癌患者必经的治疗过程，因为化疗药物多为细胞毒性制剂，在杀灭肿瘤细胞的同时不可避免地对人体正常细胞造成损伤，治疗过程中可能会出现诸多不良反应，因此，化疗前患者应当做一些必要的准备工作，具体如下。

（1）调整心态，保持乐观和积极的态度，克服对化疗的恐惧和悲观情绪，增强信心和斗志。

（2）做好相关的检查，包括血常规、肝肾功能、心电图、胸部X线片等，以评估身体状况和化疗适应性，确定化疗药物的种类、剂量和周期。

（3）检查牙齿，治疗或拔除有感染风险的牙齿，以防止化疗期间出现口腔感染或出血；调整饮食，多吃高蛋白、高维生素、高热量的食物，如鱼、肉、蛋、奶、豆制品、新鲜蔬果等，少吃辛辣、油腻、刺激性的食物，保持营养均衡和消化良好。

（4）保证充足的睡眠，每天睡眠不少于8小时，保持精神饱满和体力充沛，避免过度劳累和情绪波动。

（5）避免感冒和感染，远离人群和公共场所，少接触患病者和宠物，勤洗手，戴口罩，保持个人卫生，及时发现和治疗任何感染。

（6）准备好化疗所需的物品，如静脉袜、漱口水、营养粉、输液报警器、八仙果、山楂、金银花菊花茶、红枣枸杞等，以缓解化疗的不良反应，如腿部麻木、口腔溃疡、恶心、呕吐、水肿、疼痛、血细胞减少等。

（7）安排好交通和陪护，化疗期间可能会出现头晕、乏力、昏睡等症状，不宜自己开车或乘坐公共交通工具，最好有亲友陪同，开车接送，照顾好生活起居。

70. 化疗药物有哪些特点?

化学治疗药物在杀伤肿瘤细胞的同时，也杀伤正常组织细胞，尤其是杀伤人体中生长发育旺盛的血液、淋巴组织细胞等，因此表现出一系列毒性反应。多数毒性反应是剂量限制性或使用的直接原因，大致分为近期毒性和远期毒性。近期毒性又分为局部反应（如局部组织坏死、静脉炎等）和全身性反应（消化道反应，如食欲减退、恶心、呕吐、口腔黏膜炎、腹泻等；造血系统毒性，如骨髓抑制，重者引发感染、出血，为主要死因；免疫系统毒性；皮肤和黏膜毒性，如神经毒性，如周围神经炎或中枢神经毒性；肝损伤；心脏毒性，如心脏功能障碍、心律失常、心肌炎、心包炎等；肺毒性，如肺纤维化；肾功能障碍及其他反应，如听力减退等）。远期毒性反应主要是生殖功能障碍和致癌、致畸等。

另外化疗药物对输注的时间要求性强，如阿霉素类药物需快速静脉滴注，紫杉醇要求静脉滴注3小时，因此速度由护士调节，患者不要自行调节。一些化疗药对保存的条件也有严格要求，如避光、低温等，因此看到不同颜色输液管路时不要紧张。此外，每种药物的用药途径比较局限，如长春新碱只能静脉滴注，不可肌内注射。

化疗药物与其他药物联合用药禁忌较多，因此要在化疗药输注结束再用其他药物时，配合护士用白液冲管。另外有一些药物容易引起过敏，使用前需做过敏试验。

71. 蒽环类药物（红药水）用药后尿液为什么是红色的?

乳腺癌的治疗往往会使用到蒽环类药物（红药水），如阿霉素（多柔比星注射液）、表阿霉素（表柔比星注射液）等。用药后患者尿液会呈红色或粉色，一些患者会感到害怕，认为自己尿血了。其实不是血尿，而是因为由9%～10%的药物由尿液排出体外，此时尿液呈红色或粉色，清亮不混浊，其实是药物的颜色。

72. 化疗时应如何与医护人员配合?

使用化疗药物前，医生会讲解化疗方案并让患者签署知情同意书，护士也会对患者进行化疗前的健康宣教。这些都非常重要，希望患者和家属能认真听，如果有不明白的地方，请立刻询问。化疗时，请遵照医护人员宣讲的内容去做，不要听非医务人员的建议。哪怕是同病的病友，也不一定使用同样的化疗药物，而不同的化疗药物有不同的输注要求和反应。听从医务人员的建议，当出现不良反应时要及时告知医生。总的来说，无论使用哪种药物，共同的原则请认真遵守医务人员要求，仔细感受身体的变化，及时反馈身体的不适。希望保持乐观的态度、良好的心情，配合医务人员进行治疗。化疗前应遵医嘱做一些检查，如血常规、肝肾功能、心电图、肿瘤标志物等。

73. 化疗输液如何选择静脉通路?

乳腺癌化疗方案中药物刺激性大，可能导致静脉炎，如果外渗可导致局部组织起水疱甚至坏死，因此建议使用中心静脉导管（PICC、CVC或静脉输液港），将导管放入上腔静脉下1/3处，因此处血流量大可以避免静脉炎的发生。如果使用外周静脉可能会发生静脉炎或者出现外渗现象。

74. 化疗期间发生静脉炎怎么办?

静脉炎是静脉化疗输液治疗中最常见的并发症之一，是由于输入发泡剂和刺激性较强的药物引起局部静脉壁的化学炎性反应，表现为血管走行部位出现红、肿、痛，血管变硬，弹性降低。护士会根据使用的不同药物采取不同的护理措施。

用新鲜芦荟汁，芦荟中的多糖核酯具有促进肉芽组织生长的功能，其衍生物也具有较强的镇痛作用；也可在输液后局部敷薄土豆片，为防止土豆片氧化，用保鲜膜包裹好，以增加疗效。

化疗前会核对血管，询问患者有无疼痛等，采用留置针输注。

采用美得喜乳膏沿静脉穿刺走行10～15cm范围的表皮上涂搽，能减少静脉炎的发生。

蒽环类药物，如阿霉素（多柔比星注射液）、表阿霉素（表柔比星注射液）等，对静脉刺激性大（发泡剂）可以用美宝湿润烧伤膏外敷。

此外，中心静脉置管（PICC）、锁骨下深静脉置管等的应用，可有效地避免反复穿刺，减少了化疗药物对血管的刺激及损伤，尤其是对刺激性大的药物宜采用深静脉置管。

75. 化疗药物输注过程中患者需要注意的事项有哪些?

在输注化疗药时首先要关注血管有无疼痛，因为目前乳腺癌治疗所使用的化疗药对血管刺激性大，可产生疼痛。患者感到输液处疼痛时告诉护士。有些化疗药会产生过敏反应，注意皮肤有无痒感、憋气等，发生这些反应第一时间关闭输液器，同时告知护士。另外，应保持正确的滴注速度，不可以自己调节滴速。要配合医生做好预处理，如提前使用止吐、抗过敏药物等。患者出现任何不适时，要及时准确向医护人员反映，以便给予正确处理。此外，患者注意卧床休息，手臂不要抬太高或剧烈活动，尤其是使用留置针的患者，以免管路移位或回血。

76. 化疗常见不良反应有哪些?

化疗对不同的人产生不同程度的反应，如恶心、呕吐、脱发、骨髓抑制（白细胞、血小板减少）、发热、口腔炎、腹泻、便秘、静脉炎（血管走行皮肤发红、疼痛及血管脆性增加）、神经毒性（表现为肌肉关节疼痛、手足麻木等）。几乎所有的不良反应都是暂时的，化疗停止后这些不良反应便会逐渐消失。

77. 化疗期间发生恶心怎么办？呕吐物怎样处理？

恶心、呕吐是化疗药物引起的最常见的消化道反应。恶心是患者的一种主观感觉。呕吐是由于横膈上移、腹部肌肉强力收缩，使胸腔内压突然增加同时胃括约肌松弛致胃内容物被排出体外的过程。

乳腺癌化疗方案多为高致吐性方案，护士会按时给患者使用止吐药。另外患者需要注意：化疗前不宜进食过饱，化疗前2～3小时内不要进食，可以喝水，方法是小口、少量、多次，避免一次性喝大量的水，一次性喝水过多也会引起恶心甚至呕吐。避免进食油腻食物，多食蔬菜、水果。少食多餐，细嚼慢咽，每日5～6餐。

患者可以含陈皮、话梅、姜片等以减轻恶心程度。还有一些疗法有助于减轻恶心程度，如静坐、听音乐等。

呕吐物要及时清理，呕吐物清理前家属可以观察一下呕吐物，看看呕吐物性质（如未消化的食物、血液）、颜色等，然后倒入马桶中冲掉。呕吐往往都有异味，会引起再次的恶心、呕吐，所以患者呕吐后应及时开窗通风，保证室内空气新鲜。

78. 化疗期间食欲差，吃不下饭怎么办？

乳腺癌患者化疗期间食欲差的原因主要有以下几点。

（1）化疗药物会影响胃肠道的正常功能，导致恶心、呕吐、腹泻、胃胀等不良反应，使患者对食物失去兴趣。

（2）化疗药物会损伤口腔黏膜，引起口腔溃疡、疼痛、口干、味觉改变等，影响患者的进食欲望和能力。

（3）化疗药物会影响患者的内分泌和神经系统，导致食欲调节中枢的紊乱，使患者出现食欲减退、早饱等症状。

（4）化疗期间的心理压力、情绪波动、疲劳、疼痛等也会降低患者的食欲。

针对以上原因，应对方法主要有以下几点。

（1）在化疗前后服用适当的止吐药物，减轻恶心、呕吐等不适感，增加食欲。

（2）选择营养丰富且易于消化的食物，如软饭、稀饭、面包、馒头、包子、鱼肉、鸡蛋、鸡肉、煲汤、土豆、香蕉、果酱等。

（3）采取少吃多餐的原则，每天吃5～6顿小餐，每顿吃少量的食物，避免一次吃得过饱或过饿。

（4）适当吃一些刺激味觉的食物，如酸梅汤、果汁、泡菜、醋等，可以改善味觉，增加食欲。避免吃油腻、辛辣、烟熏、腌制等食物，避免过重的味道或油烟对食欲的影响。

（5）饭前刷牙或用温盐水漱口，减少口腔中的苦味或异味，提高食欲。

（6）保持心情舒畅，正确面对疾病，树立战胜癌症的信心，多和家人朋友聊天，听音乐或看书等，转移注意力，释放压力。

（7）适度运动，用餐前散步、做伸展操等，可以促进胃肠蠕动，增加食欲。

（8）必要时服用一些能促进食欲的药物，如甲地孕酮、甲羟孕酮等，但要在医生的指导下使用。

如果食欲仍然很差，可以考虑补充一些营养液或口服营养补充剂，以保证身体的能量和营养需求。

79. 化疗间歇期出现骨髓抑制怎样预防感染?

化疗是把双刃剑，在杀伤肿瘤细胞的同时也对机体正常细胞产生损伤，骨髓抑制就是其中一个表现。它包括白细胞和/或粒细胞、红细胞、血小板减少。白细胞/中性粒细胞减少主要表现为机体抵抗力降低，容易感染。因此化疗患者要注意防寒保暖，避免感冒。减少探视，避免与带菌者接触。化疗期间尽量减少外出，少去人多的公共场所，如果外出最好戴上口罩。同时要保持房间空气清新，每天定时通风，做好体温和血常规的监测。保持良好的生活习惯，如勤洗澡，勤更换内衣裤，勤剪指甲；餐后漱口，早晚刷牙；吃干净新鲜的食物（尤其生食的水果要洗净）；注意手卫生；加强营养，避免疲劳。多吃富含维生素的新鲜蔬菜和水果。

当白细胞减少时，要在医护人员的指导下实施保护性隔离（减少探视，接触患者前后洗手，患者戴口罩，房间定时通风，地面、桌面用消毒液擦拭，门口放置浸有消毒液的脚垫，每日紫外线照射消毒）。

当粒细胞减少时应遵医嘱使用药物（粒细胞集落刺激因子）。

80. 化疗间歇期在院外出现血小板减少时怎么办?

化疗间歇期按时复查血常规，出现血小板减少首先应寻求医生的帮助，遵医嘱用药。患者在家中要注意，因血小板减少容易发生出血，因此应注意以下几点。

（1）进食要以软食为主，以免造成口腔黏膜损伤。

（2）保持大便通畅。

（3）少活动、慢活动、避免磕碰。

（4）随时观察皮肤有无出血点、月经过多及各种出血倾向。

（5）出现头痛、恶心应及时就诊。

（6）肌内注射或静脉输液时拔针后要延长按压针眼时间，可以按压5～10分钟。

81. 化疗对毛发有哪些影响?

脱发是化疗最明显的副作用，有时体毛、睫毛也会脱落。但是疗程一结束，毛发会重新长出。治疗前可将头发剪短。使用温和的洗发液、护发用品或润肤膏，可使头发头皮免于干燥。可用发网或软帽包住头发，以免脱落在床上。可根据自己的爱好，选择合适的假发。

82. 头发脱落后头皮如何护理?

脱发是由于化疗药物作用于毛囊上皮所产生的反应，化疗间歇期头发会重新生长，所以大可不必担心。平时注意使用中性洗剂、温水洗发，选用软齿梳，低温吹发。不染发或烫发，建议患者剪成短发，这样易于梳理可以减少脱发。注意选用全棉的枕芯、枕套和枕巾，并随时将床上的头发扫净，以消除刺激。鼓励患者戴帽子、头巾保护头发，避免暴晒于阳光下。若脱发严重，可以挑选合适的假发或头巾，尽可能纠正形象紊乱所导致的负性情绪。当头发全部脱落后，每日进行两次按摩，沿颈部向上到头顶，从两侧鬓角向上到头顶，整个头皮得到按摩后可促进血液循环，有利于头发生长。化疗时辅以养血、补气、滋补肝肾的中药及食品对改善脱发有一定作用。多吃富含维生素E和硒的食物，如鲜莴苣、卷心菜、黑芝麻等。

83. 化疗对皮肤的影响有哪些？

某些化疗药物可能使患者的皮肤干燥、发暗、易过敏。化疗药物输入后24小时内不要热敷，避免残留药物刺激血管，若有不适可用冰袋冷敷局部皮肤。植物碱类的药物（如长春新碱、长春花碱、长春酰胺）对神经有不良刺激，有些人会出现指/趾尖刺痛或麻木，此时应避免接触过热、过冷、尖锐的物品，以免受伤。若出现皮肤干燥，可涂少量润肤霜缓解症状。外出时避免阳光直接暴晒。色素沉着是化疗药物的副作用，停药后会逐渐恢复。

84. 化疗后皮肤干燥的原因是什么？如何护理？

一些药物会引起皮肤干燥皲裂。当出现上述症状时，做好皮肤保湿工作。选用不含酒精、香料、色素的保湿润肤剂（如凡士林），早晚涂抹至全身，生活中穿着宽松棉质衣服，以减少对皮肤的摩擦和受压。洗浴时应避免选用刺激性强的浴液，一般选用温和洗剂、温水即可，同时避免在阳光下暴晒，避免进食辛辣、刺激性食物和海鲜等。如果手部皮肤干燥，要避免接触洗洁精、洗衣粉等刺激性的化学制品。日常应多饮水。

85. 化疗后为什么会出现手足麻木?

一些化疗药物具有神经毒性，侵袭周围神经时可以表现为肢端感觉异常，如肌肉关节痛、手足疼痛、麻木、针刺、灼烧感，但多数于停药后逐渐恢复。

86. 化疗期间手足麻木怎么办?

（1）患者及家属应加强保护意识，防止受伤。四肢感觉异常1度者，应经常保持四肢清洁，可戴手套、穿袜子保护；感觉异常2～4度者，要避免受压和冷热刺激，防止烫伤和冻伤，避免皮肤受损，尤其是指/趾更应避免受伤。

（2）建议冬季穿暖和的衣服，注意手脚保暖。

（3）做家务时，如清洗衣物时要用温水，最好戴手套；不要用无感觉的部位直接接触危险的物体，如运转的机器、搬运重物；禁止吸烟，烧水、煮饭时要防止烫伤无感觉区。

（4）腱反射消失、肌肉痉挛、肌力下降的患者要避免上下楼梯，房间内禁放锐器，较硬且有棱角处应用棉垫包裹，减少碰撞；独自活动时可用拐杖，必要时专人护理，防止意外发生。

（5）肢端麻木较重、手拿物品时感觉迟钝者可采取热毛巾外敷，对感觉异常部位多加按摩，在肢体允许范围内进行主动活动及被动活动，以保持和增加关节活动度，防止肌肉挛缩、变形，并保持肌肉的生理长度和肌张力，改善局部循环，促进神经再生，早日康复。

87. 化疗后怎么样减少腹泻的发生?

化疗可引起腹泻，因此要注意饮食调节，减少对胃肠道刺激食物的摄入。发生腹泻时可以喝粥或者米汤、水、果汁等补充水分。饮食宜清淡，少食多餐。禁冷食、辛辣、肥腻、煎炸、全粗粮、带皮的水果、含油量高的坚果、含酒精或咖啡因的饮料。应进食少渣食物，增加大便固形的食物，如米饭、馒头、苹果酱、浓缩果汁、温茶及葡萄糖饮料等，因为糖可以帮助将钠和水重吸收。避免进食芹菜、韭菜等粗纤维食品。若大便频繁，持续腹泻可引起虚脱，患者需及时来医院就诊。

88. 化疗期间出现便秘怎么办?

首先向医生说明大便干燥的原因，医生会分析便秘是否与疾病和治疗有关。除按医生医嘱给予的药物外，还可以采取以下非药物性干预。

（1）调节饮食：多吃粗粮和粗纤维的食物，如玉米面、小米、芹菜、韭菜等。

（2）多吃水果：特别是要多吃熟香蕉、火龙果、西瓜等，以达到润肠通便的功效。

（3）多喝水。

（4）适当参加运动。

（5）进行腹部按摩，由右及左顺时针按摩，以增加排便次数。

89. 化疗药物对口腔有哪些影响？

很多药物容易引起口腔黏膜炎。目前有些漱口液可以帮助溃疡愈合，还可以局部外用麻醉药镇痛，帮助患者进食。保持口腔清洁、润滑和控制疼痛很重要。以下方式可有助于改善化疗患者的生活质量。

（1）在化疗药使用前5分钟口含冰屑（冰屑完全融化前应充满口腔），持续30分钟。

（2）用生理盐水或碳酸氢钠水每日多次漱口（避免使用市场销售的漱口液，因为酒精含量高可刺激口腔黏膜）。

（3）保持口腔湿润，可以使用加湿器保持房间的湿度。

（4）保持口腔和牙齿清洁：饭后及睡前用软毛牙刷或海绵牙刷刷牙（去除义齿），最好不使用含氟牙膏。

（5）避免进食粗糙、尖锐、辛辣、酸性食物。

（6）避免进食过冷、过热食物（如热咖啡、冰激凌）。

90. 化疗期间为什么会失眠？

由于患者得知患癌后产生的心理负担、经济压力、疾病症状、睡眠习惯改变、药物不良反应或住院后环境改变等因素，常导致失眠。失眠会影响治疗效果，因此要纠正失眠。可以做好睡前准备，如放松心情、听舒缓的音乐、热水泡脚，疼痛患者使用镇痛药、创建安静舒适睡眠环境等。建立良好的睡眠习惯，避免白天过多睡眠；一过性失眠者无需使用安眠药；短期失眠者，配合相应放松方式的同时，可遵医嘱应用安眠药；慢性失眠者应咨询相关专家，给予专业的神经、精神和心理方面的评估与调整。

91. 化疗期间为什么要多喝水?

化疗期间多喝水的原因和好处有以下几点。

（1）多喝水可以加快体内化疗药物及其代谢产物的排出，减轻对泌尿系统的损伤；部分化疗药物会导致肾功能不全、肾衰竭或出血性膀胱炎，多喝水可以稀释尿液，降低药物的浓度和减轻毒性。

（2）多喝水可以补充身体所需的水分，防止水电解质紊乱；化疗期间，患者会出现恶心、呕吐、腹泻等不良反应，造成水分丢失。如果不及时补充水分，会导致血液黏稠度增加，血压升高，心脏负担加重。

（3）多喝水可以促进新陈代谢，带走已被杀死或凋亡的肿瘤细胞，减轻肿瘤负荷，提高化疗效果。同时，多喝水也可以缓解化疗引起的口干、便秘、口腔溃疡等症状，改善患者的生活质量。

一般来说，化疗期间的饮水量应达到2000～3000ml，相当于普通玻璃杯10杯左右。但是，具体的饮水量还要根据患者的体重、肝肾功能、心功能、出汗量、尿量等因素进行调整。不要一次性饮用大量的水，而是应该少量多次，小口喝，每次150～200ml，间隔时间为30～60分钟。另外，最好喝白开水或淡茶水，避免喝咖啡、浓茶、碳酸饮料等刺激性或含糖量高的饮料。

92. 如何应对化疗所致的疲劳感?

化疗所致的疲劳感是指由于化疗药物的作用或化疗引起的其他并

发症，导致患者感到身体和精神上的疲惫、无力、乏力或倦怠。可能影响患者的日常生活、工作和情绪，降低生活质量。因此，应对化疗所致的疲劳感是癌症治疗的重要组成部分。应对化疗所致的疲劳感的方法有以下几点。

（1）与医生保持沟通，及时报告疲劳的程度、持续时间、影响范围和变化情况，以便医生评估疲劳的原因和严重性，调整化疗方案或给予相应的治疗和药物。例如，如果疲劳是由贫血引起的，医生可能会给予输血或促红细胞生成素；如果疲劳是由抑郁或焦虑引起的，医生可能会给予抗抑郁药或抗焦虑药。

（2）合理安排休息和睡眠，保证每天至少8小时的高质量睡眠，避免过度劳累和情绪波动。在白天，可以适当地进行一些短暂的小憩，每次不超过1小时，以免影响夜间的睡眠。如果有睡眠障碍，可以与医生咨询是否需要服用助眠药或采用其他方法改善睡眠质量。

（3）适度进行体育锻炼，增强体质和免疫力，缓解疲劳和压力。根据自己的身体状况和喜好，选择一些低强度、低风险、有氧的运动，如散步、骑自行车、游泳、瑜伽等。运动的时间、频率和强度应根据个人的耐受性和医生的建议来确定，一般建议每周进行3～5次，每次20～30分钟，强度在中等以下。

93. 化疗药可以引起疼痛吗？如何评估？

一些化疗药物可以引起肌肉关节痛，如紫杉醇。紫杉醇引起的疼痛严重时可以到达中重度疼痛，医生会根据患者疼痛的程度开具镇痛药物。

疼痛评估：疼痛是患者的主观感觉，出现疼痛一定要告诉医护人员，会对患者评估疼痛程度。以数字分级法为例，具体如下（图2）。

1～3分为轻度疼痛：患者有疼痛但能忍受，不影响日常活动和睡眠。

4～6分为中度疼痛：患者疼痛加重不能忍受，干扰注意力，日常生活和睡眠均受影响。

7～10分为重度疼痛：患者疼痛加剧，严重影响日常活动和睡眠，可伴有自主神经功能紊乱和被动体位。

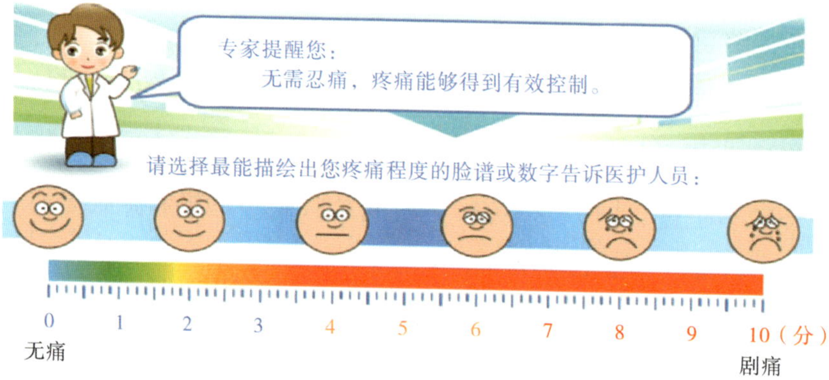

图2　数字评估法

注：0分，无痛；1～3分，轻度疼痛（睡眠不受影响）；4～6分，中度疼痛（睡眠受影响）；7～10分，重度疼痛（严重影响睡眠）。

94. 什么是骨转移?

乳腺癌是最易发生骨转移的恶性肿瘤之一，骨也是乳腺癌最常见的远处转移器官之一，乳腺癌骨转移的常见部位包括脊柱、骨盆、肋骨、肩胛骨、股骨等。骨转移的过程见图3。

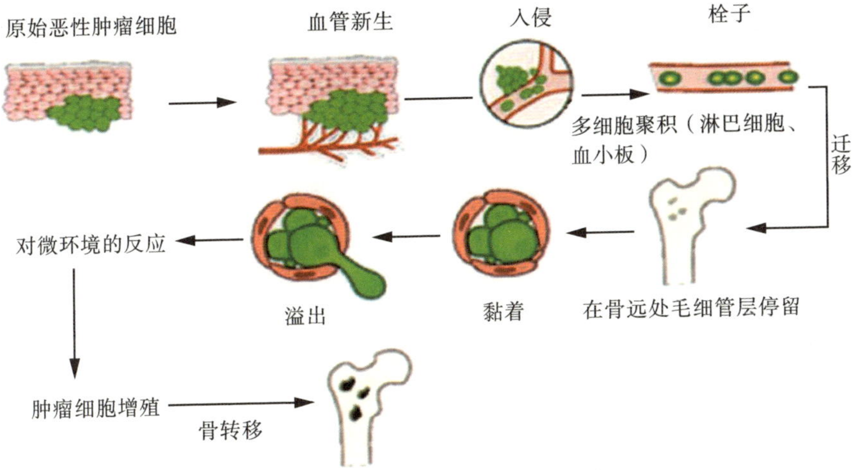

图3　骨转移过程

95. 骨转移后果是什么？

乳腺癌骨转移的主要后果是骨骼的破坏和疼痛，以及一系列的骨相关事件，如病理性骨折、脊髓压迫、高钙血症、骨髓功能障碍等。这些后果会严重影响患者的生活质量和生存预期，甚至危及生命。乳腺癌骨转移的治疗目的是缓解症状、维持和改善活动能力、强化骨骼、减缓癌症的生长。目前，乳腺癌骨转移的治疗方法主要包括以下几个方面。

（1）全身治疗：包括化疗、激素治疗、靶向治疗等，可以同时治疗原发性和转移性肿瘤病灶，抑制肿瘤细胞的增殖和扩散。

（2）骨强化治疗：包括双膦酸盐类药物、唑来膦酸等，可以抑制骨骼破坏、减少骨相关事件的发生、缓解骨痛、提高生活质量。

（3）局部治疗：包括手术和放疗等，可以针对特定部位的骨转移进行切除或杀灭肿瘤细胞，减轻压迫或破坏的程度，防止骨折或瘫痪等并发症。

（4）镇痛治疗：包括使用非甾体抗炎药、阿片类药物、神经阻滞等，可以根据患者的疼痛程度和耐受性，选择合适的药物或方法，有效地控制骨痛，改善患者的舒适度。

96. 发生骨转移后一定会疼痛吗?

乳腺癌患者发生骨转移后，疼痛是最常见的症状之一，但并不是一定会出现。骨转移的疼痛程度和持续时间与骨转移的部位、范围和程度有关。一般来说，骨转移的疼痛是深层的钝痛，间歇性发生，与活动无关，休息后可以缓解。但随着骨转移的进展，疼痛可能会变得持续而剧烈，难以缓解，甚至影响睡眠和生活质量。

骨转移的疼痛是由于肿瘤细胞侵犯骨髓、骨皮质和骨膜，刺激骨内的神经末梢，引起炎症反应和骨骼破坏所致。骨转移的疼痛可以通过多种方法进行治疗，包括镇痛药物、放疗、手术、骨强化药物等，以减轻患者的痛苦，提高生活质量。

97. 癌痛时可以服用镇痛药吗?

目前主张癌症患者一旦出现疼痛应及早开始镇痛治疗，而不必忍受疼痛的折磨。疼痛会影响生活质量，使患者无法正常睡眠、正常工作、正常娱乐，部分患者还会出现抑郁、焦虑、消沉等。早期的癌痛在疾病未恶化时，及时、按时用药比较容易控制，所需镇痛药强度和剂量也最低，还可避免因治疗不及时而最终发展成难治性疼痛。

98. 化疗中扎针处出现疼痛怎么办?

一般来说化疗是无痛性的，一些药物静脉输注时可有灼痛感。如果发生这种情况，应立即告诉医护人员，由专业人员判断处理。若因药物渗漏引起则应立即停药，按照专业处理流程处理，局部皮肤可以外敷美宝湿润烧伤膏等，必要时护士会进行局部封闭等处理，严禁局部热敷（请按护士的嘱咐去做）。若因针头斜面顶在血管壁所致，可以动一动手的姿势或略动一动针头。若因一些药物化学特点对血管壁刺激所致，可适当减缓输液速度。无论出现哪种情况，均需由专业人员处理。

99. 一个周期化疗结束后应该注意哪些问题?

（1）一个周期化疗结束后，患者回到家中要注意休息，遵医嘱按时按量服用各种药物。

（2）因为此刻抵抗力低，所以需要避免与感染人员接触，避免去人员密集的公众场所，如商场、超市等。若外出最好戴上口罩，根据天气增减衣物，防止感冒。

（3）观察自身是否有出血的征兆，若有出血迹象，轻者应注意饮食温软、减少活动、避免磕碰、使用软毛刷刷牙、保持大便通畅；重者及时就诊。

（4）饮食上若无胃肠道反应可以适当加强营养（富含蛋白质食物，如瘦肉、鸡蛋、鱼等），多吃新鲜蔬菜水果；若有食欲减退，甚至恶心、呕吐者，注意少食多餐，根据个人的口味，饮食做相应调整，以色香味来激发食欲。呕吐严重者，遵医嘱口服止吐药。

（5）注意个人卫生。每日适量运动。

（6）带有中心静脉置管者，做好管路的维护，按时换药，注意观察穿刺处情况，如有异常及时就诊。每次随访时，要准确及时地向医护人员反映所发生的任何不适，以便医护人员提供更为准确有效的指导。

（7）根据医嘱，定期复查血常规、肝肾功能、心电图等，提前与医生联系了解下次住院安排。

100. 留置中心静脉导管后应注意哪些问题？怎样维护？

（1）带管患者可正常活动，如洗脸、梳头、吃饭和做一些简单的家务。穿脱衣服时动作应轻柔，避免导管受到牵拉、扭曲而损伤。

（2）按时换药，锁骨下静脉置管、颈内静脉置管应每周换药2次，中心静脉导管每7天换药1次，换药同时冲管，输液接头均为每周更换1次。

（3）每天观察穿刺点情况，若出现出血、渗液、局部红肿、管路脱出等异常情况要及时就诊，不要自行处理。

（4）当出汗较多，敷料卷边时随时换药。

（5）带有中心静脉导管者，置管侧手臂禁止提取大于10kg物体，禁止打羽毛球等剧烈运动，禁止在置管侧测血压、扎止血带，禁止CT或MRI检查时推注造影剂（耐高压的导管可以推注造影剂）。

（6）当输液结束后手臂或手指出现肿胀感时抬高手臂2～3分钟即可缓解。

（7）发生静脉炎有触痛时应抬高患肢，不要剧烈运动，湿热敷每次20分钟或涂以如意金黄散、喜疗妥软膏，每天3～4次。

（8）当患者发生紧急情况请及时到医院就诊。每次换药时应向护士出示中心静脉导管手册，以便护士评估。

101. 洗澡时如何防止经外周中心静脉置管导管贴膜浸湿？如果浸湿了怎么办？

洗澡前做好准备，用保鲜膜将置管侧手臂包裹几层，并固定边缘。最好在准备换药前洗澡。可行淋浴，但要注意防止穿刺点沾水，不要用水直接冲洗导管处。禁止泡澡。洗澡后贴膜如果被浸湿，请到医院更换敷料。

102. 什么是静脉输液港？化疗时使用它有哪些优点？

静脉输液港是一种完全植入人体内的闭合输液装置，它由一个注射座和一个连接到中心静脉的导管组成。它可以为需要长期或间歇性静脉输液的患者提供一个方便、安全、可靠的血管通路，特别是对于需要化疗的肿瘤患者。使用静脉输液港有以下几个优点。

（1）可以减少反复穿刺的痛苦和风险，保护外周静脉，避免药物外渗和静脉炎等并发症。

（2）可以降低感染的可能性，因为港体完全埋植于皮下，不暴露在体外，维护的频率也较低。

（3）可以提高生活质量，因为港体不影响日常活动，患者可以正常洗澡、游泳等。

（4）可以提高治疗效果，因为港体可以保证药物直接输送到中心静脉，避免药物在外周静脉的稀释和降解。

103. 做静脉输液港植入手术前，患者需要注意哪些问题？

静脉输液港植入术虽然是一个门诊小手术，但是要做深静脉穿刺，有一定的技术难度与手术风险，需要认真对待，以下为患者注意事项。

（1）手术前一天洗澡，手术当天穿开衫衣服，方便穿脱。

（2）手术当天正常吃饭，有基础疾病者正常服药，如果在服用抗凝药物，需要提前与手术医生沟通。

（3）手术当天有家属陪伴，以便在手术后有人照顾。

（4）手术前了解手术的适应证和禁忌证，以及手术的操作流程和可能的并发症。

（5）手术前签署知情同意书，表明自己对手术的风险和效果有充分的了解和同意。

104. 患者植入静脉输液港后居家时如何护理？生活中需要注意哪些问题？

患者植入静脉输液港，切口愈合后即可恢复日常生活，但需要注意以下几个方面的护理。

（1）保持输液港周围皮肤的清洁和干燥，避免局部感染或炎症。如果发现皮肤有红肿、热痛、分泌物等异常，应及时就医。

（2）定期到医院进行输液港的维护，一般每4周冲洗和封管1次，以防止导管堵塞或血栓形成。

（3）避免同侧手臂做过度的运动或提举过重的物品，以免导管移位或损伤。

（4）避免重力撞击输液港部位，以免港体松动或破裂。

（5）治疗期间可以正常洗澡、游泳等，但要注意保持输液港干燥，不要让水进入输液港。

（6）严禁高压注射造影剂，除非使用抗高压输液港。

105. 静脉输液港在体内可以留置多长时间？什么时候可以拆除？

静脉输液港在体内可以留置的时间因患者的个体差异和输液港的材质而有所不同，一般可以达到10年以上。拆除静脉输液港的时间，要根据患者的病情和治疗需要来决定，一般有以下几种情况可以考虑拆除。

（1）治疗结束，不再需要长期或间歇性静脉输液。

（2）输液港功能发生障碍，如导管堵塞、断裂、移位等，无法修复。

（3）输液港部位发生严重感染或血栓，无法控制。

（4）患者出现排斥反应，如过敏、纤维化等。

（5）患者自愿要求拆除。

106. 静脉输液港拆除术后患者需要注意哪些问题？

静脉输液港拆除术后，患者需要注意以下几个问题。

（1）保持拆除术切口的清洁和干燥，避免局部感染。如果发现切口有红、肿、热、痛、分泌物等异常，应及时就医。

（2）拆除术后24小时内不要洗澡，避免水浸湿切口。拆除术后3天内不要游泳，避免水污染切口。

（3）拆除术后1周内不要做剧烈的运动或提举过重的物品，以免导致切口出血或裂开。

（4）拆除术后定期到医院进行切口的检查和换药，一般每2～3天换1次。

（5）拆除术后按时服用医生开具的抗生素和镇痛药，预防感染和缓解疼痛。

107. 化疗间歇期可以有性生活吗？如何避孕？

夫妻之间融洽的性生活不但可以加深夫妻的感情，还可提高机体的免疫功能，对乳腺癌患者的预后是有益处的。但化疗期间性生活不能随心所欲，需根据自身状况适量、适度进行，治疗期间性生活尤其要注意卫生，以免发生感染。另外，还要注意避孕，可选用工具避孕，不要选用避孕药。

108. 什么是靶向治疗？乳腺癌的靶向治疗有哪些药物？

靶向治疗是针对肿瘤细胞特定的分子或基因，设计相应的药物，来阻止肿瘤细胞的生长和扩散的一种治疗方法。靶向治疗可以更精准地攻击肿瘤细胞，而减少对正常细胞的损伤，从而提高疗效和降低副作用。

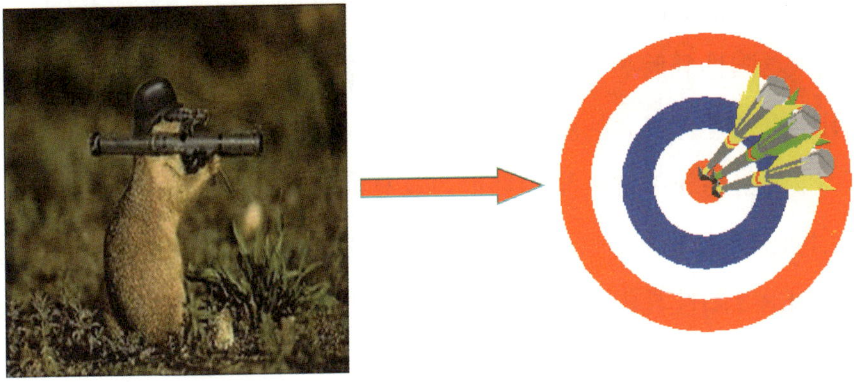

近10年乳腺癌的靶向治疗药物得到了很大的发展与丰富，主要有以下几种类型。

（1）针对HER-2基因的药物：如曲妥珠单抗、依帕珠单抗、吡咯替尼等。

（2）针对ER的药物：如他莫昔芬、来曲唑、阿那曲唑、氟维司群等。

（3）针对CDK4/6的药物：如哌柏西利、瑞波西利、阿贝西利等。

（4）针对PARP的药物：如奥拉帕利、尼拉帕利、氟唑帕利、帕米帕利等。

109. 哪些乳腺癌患者需要使用双靶治疗？

双靶治疗是指同时使用两种针对HER-2的药物，来抑制乳腺癌细胞的生长和扩散的一种治疗方法。双靶治疗可以更精准地攻击肿瘤细胞，而减少对正常细胞的损伤，从而提高治疗效果和降低不良反应。目前，双靶治疗主要有以下两种类型。

（1）曲妥珠单抗＋帕妥珠单抗：这是大分子的单克隆抗体类药

物，已经获得美国食品药品监督管理局和欧洲药品管理局的批准，用于HER-2阳性乳腺癌的新辅助治疗和辅助治疗，尤其对于高危、淋巴结阳性的患者有较大的获益。

（2）曲妥珠单抗＋拉帕替尼：这是一种大分子和小分子的药物组合，也已经获得美国食品药品监督管理局和欧洲药品管理局的批准，用于HER-2阳性乳腺癌的新辅助治疗，但在辅助治疗中并没有显示出优于曲妥珠单抗的效果。

一般来说，需要使用双靶治疗的乳腺癌患者是HER-2阳性的患者，尤其是高危、淋巴结阳性、新辅助治疗后仍有残留病灶的患者，因为这些患者的复发风险较高，双靶治疗可以提高无病生存期和总生存期。不过，双靶治疗的适应证和方案需要根据患者的具体情况和医生的判断来确定，不能一概而论。

110. 双靶治疗常见不良反应有哪些？应该如何应对？

双靶治疗的常见不良反应及应对办法如下。

（1）皮肤反应：包括皮疹、皮肤干燥、瘙痒、角化过度、手足综合征以及脂膜炎等。这些反应一般为轻至中度，可通过使用润肤乳液、防晒霜、抗组胺药、抗生素等措施来缓解。

（2）胃肠道反应：包括腹泻、恶心、呕吐、腹痛、食欲减退等。这些反应也多为轻至中度，可通过补充水分、电解质、应用止泻药或止吐药等措施来缓解。

（3）心脏反应：包括心律失常、心肌缺血、心力衰竭等。这些反应较为严重，需要定期监测心电图、心肌酶、左心室射血分数等指标。如有异常，应及时调整药物剂量或停药，必要时给予心脏保护药物或其他治疗。

（4）血液反应：包括白细胞减少、中性粒细胞减少、血小板减少等。这些反应可能增加感染或出血的风险，需要定期监测血常规。如有异常，应及时调整药物剂量或停药，必要时给予白细胞或血小板的刺激因子或输血等治疗。

111. 乳腺癌患者靶向治疗期间患者能继续工作吗？

乳腺癌患者靶向治疗期间是否能继续工作，要根据不同的个人情况和工作性质而定。一般来说，靶向治疗的副作用较化疗轻微，不会影响患者的日常生活和工作能力，但也可能出现一些如皮疹、腹泻、恶心、呕吐、心脏反应、血液反应等不良反应，需要定期监测和调整药物。因此，患者在靶向治疗期间，应该根据自己的身体状况和医生的建议，选择适合自己的工作方式和强度，避免过度劳累和压力，保持良好的心态和生活习惯。

有些患者可能会担心重返工作会影响治疗效果或增加复发风险，其实这是不必要的。研究表明，重返工作岗位的乳腺癌病友比未进入工作的病友有更好的躯体功能、心理功能和社会功能，重返工作岗位能加快癌症患者的康复，促使他们回归健康正常的生活，走出癌症阴影。重返工作岗位还可以增加社会支持，缓解孤独感，提高自信和自尊。

当然，重返工作岗位也需要患者和单位的相互理解和配合，患者应该及时与领导和同事沟通，说明自己的病情和需求，争取得到他们的支持和帮助，尽量减少工作中的冲突和压力。单位也应该尊重和关心患者，为他们提供一些便利和灵活性，比如调整工作时间、内容和地点，安排一些轻松的工作任务，给予一些休息和调整的机会等。

112. 乳腺癌患者应该怎样储存靶向治疗药物?

乳腺癌靶向治疗药物的存储方法要根据不同的药物类型和说明书而定，有以下几点注意事项。

（1）大部分乳腺癌靶向治疗药物都是口服给药，不需要住院，只需要定期到医院进行检查和评估。这些药物通常以胶囊或片剂的形式存在，应该存放在阴凉、干燥、通风的地方，避免阳光直射，避免高温和潮湿，避免与其他药物混放，避免儿童和宠物接触。

（2）有些乳腺癌靶向治疗药物是静脉注射给药，这些药物可在2～8℃避光保存和运输。也就是说患者把剩余量拿回家的过程一定要使用保温桶盛装药物，且在桶内要放置一些冰块，然后将溶解药物用塑料袋装好，最好使用密封袋将药物密封，以防止在运输过程中冰块融化后浸泡药物。在家庭冰箱保存时要注意每天查看冰箱，避免冰箱因断电等故障影响药物的存放。

（3）在使用乳腺癌靶向治疗药物之前，应该仔细阅读药物说明书，了解药物的成分、作用、用法、用量、禁忌证、注意事项、不良反应等信息，按照医生的指示和药物说明书的要求正确使用药物，不要随意增减剂量或停药，不要与其他药物或食物相互作用，不要将药物转送给他人。

113. 什么是免疫治疗? 乳腺癌哪些情况下需要应用免疫治疗?

免疫治疗是利用机体自身的免疫系统来识别和消灭肿瘤细胞的一

种治疗方法。免疫治疗已经在多种肿瘤的治疗中取得了显著效果，但对于乳腺癌而言，免疫治疗的应用还处于初期阶段，因为大多数乳腺癌的免疫原性较弱，不容易被免疫系统识别和攻击。

目前，乳腺癌的免疫治疗主要集中在三阴性乳腺癌的治疗上，因为三阴性乳腺癌的免疫原性相对较强，且缺乏有效的内分泌治疗和靶向治疗。因此，三阴性乳腺癌患者是目前最有可能从免疫治疗中获益的乳腺癌患者群体。例如，帕姆丽珠单抗和阿替利珠单抗都属于免疫检查点抑制剂，分别是PD-1和PD-L1抑制剂，可用于治疗PD-L1阳性的三阴性乳腺癌。

114. 乳腺癌免疫治疗有哪些副作用？应当如何处理？

免疫检查点抑制剂的副作用主要包括免疫相关不良事件，即免疫系统过度活跃，导致对正常组织的损伤，表现为皮肤、肺、肝、胃肠道等多个器官的炎症和功能障碍。这些副作用通常可以通过给予糖皮质激素等免疫抑制剂治疗，一般不会影响治疗的继续。但是，如果出现严重的肺炎、肝炎、脑炎、心肌炎等危及生命的情况，应立即停止治疗并就医。

115. 什么是乳腺癌内分泌治疗？包括哪些方法？

乳腺癌的内分泌治疗是指通过药物或手术方式，降低或消除体内雌激素的水平或与雌激素受体结合，从而抑制激素受体阳性（HR＋）的乳腺癌细胞的生长和扩散的一种治疗方法。雌激素是一种促进乳腺癌发生和进展的激素，有60%～70%的乳腺癌患者的肿瘤细胞表达雌激素受体，这些患者可以从内分泌治疗中获益。乳腺癌的内分泌治疗可以分为以下几种类型。

（1）抗雌激素药物：可以阻断雌激素与雌激素受体的结合，从而抑制雌激素的信号转导，减少肿瘤细胞的增殖，如他莫昔芬、氟维司群等。

（2）芳香化酶抑制剂：可以抑制芳香化酶的活性，从而降低体内雌激素的合成，减少肿瘤细胞的刺激，如来曲唑、阿那曲唑、依西美坦等。

（3）卵巢功能抑制剂或手术切除卵巢：卵巢功能抑制剂可以抑制卵巢的功能，从而降低体内雌激素的水平，减少对肿瘤细胞的刺激，如戈舍瑞林、亮丙瑞林等。目前手术切除卵巢的方法已不常用。

（4）靶向药物辅助内分泌治疗：靶向药物可以针对肿瘤细胞的特定分子或通路，从而增强内分泌治疗的效果或克服内分泌治疗的耐药性，如CDK4/6抑制剂、mTOR抑制剂、PI3K抑制剂等。

116. 乳腺癌内分泌治疗药物有哪些？

根据药理作用不同乳腺癌内分泌治疗药物主要分为以下几种。

（1）选择性雌激素受体调节剂：他莫昔芬、托瑞米芬。

（2）选择性雌激素受体下调剂：氟维司群。

（3）芳香化酶抑制剂：来曲唑、阿那曲唑、依西美坦。

（4）促性腺激素释放激素类似物：亮丙瑞林、戈舍瑞林。

（5）孕激素：甲地孕酮、甲羟孕酮。

（6）CDK4/6抑制剂：哌柏西利、阿贝西利、达尔西利、瑞波西利。

（7）其他：mTOR抑制剂——依维莫司、HDAC抑制剂——西达本胺。

117. 什么是药物去势？

在乳腺癌治疗中，药物去势是指在保留卵巢的前提下通过使用药物降低雌激素水平，从而达到治疗乳腺癌并降低乳腺癌复发风险的目的。

118. 不同的内分泌治疗药物使用方法有什么不同？

氟维司群为肌内注射，每月用药1次，第1次给药后2周时需要再给予500毫克强化剂量；亮丙瑞林和戈舍瑞林为皮下注射，缓释剂型每月（或每3个月）给药1次；氟维司群、戈舍瑞林、亮丙瑞林均需到医疗机构由护士完成注射。其余大多数内分泌治疗药物均为口服给药，可居家服用。

119. 如何正确口服内分泌治疗药物？

口服内分泌治疗药物通常为固定剂量连续给药，每日1～3次。对于托瑞米芬、来曲唑、阿那曲唑、依西美坦、依维莫司等每天只需服用一次的药物，建议每天固定时间服药，除依西美坦需餐后服用外，以上其余药物均无特殊要求。西达本胺每3天服药1次，最佳服药时间为餐后30分钟。不同的CDK4/6抑制剂之间具体的服药方法也不相同，除阿贝西利需要连续服用并且不受饮食影响外，哌柏西利、达尔西利、瑞波西利均为连续服用3周停1周，且哌柏西利需随餐服用，达尔西利需空腹服用，瑞波西利最好在早晨服用。

120. 应用口服内分泌治疗药物有哪些注意事项?

（1）应遵照医嘱按时按量服用内分泌治疗药物。内分泌治疗药物要坚持长期定时定量服用，不要存侥幸心理，千万不要擅自停药或减量。

（2）应当避免吃的食物：含雌激素的保健品（如蜂皇浆、哈士蟆油等），花粉类（如灵芝孢子粉等），胎盘类、胎盘成分制品，未知成分保健品等。

（3）服用他莫昔芬者，需要注意定期复查超声以监测子宫内膜厚度。

（4）服用阿那曲唑、来曲唑或依西美坦者，需要注意补钙。

121. 应用注射内分泌治疗药物有哪些注意事项?

乳腺癌进行内分泌治疗的药物中的卵巢功能抑制剂，如戈舍瑞林、曲普瑞林、亮丙瑞林等，是注射类药物。这些药物可以通过注射的方式，抑制卵巢的功能，从而降低体内雌激素的水平，减少对肿瘤细胞的刺激。患者需要注意以下事项。

（1）注射类药物的注射部位一般是腹部或臀部，应避免在同一部位反复注射，以免注射部位发生硬结，影响药物吸收，导致局部疼痛。

（2）注射类药物的注射周期一般是21天或28天，应按时注射，不要间断或延迟，以保证药物的稳定效果。

（3）注射类药物的不良反应主要包括面部潮红、阴道干涩、骨质疏松、关节痛、情绪波动等，应及时向医生反馈，根据个体情况调整药物或给予对症治疗。

（4）注射类药物的使用会导致卵巢功能的暂时或永久性丧失，因此，如果有生育需求的患者，应在使用前与医生充分沟通，了解可能的风险和后果，或考虑卵子冷冻等措施。

122. 感觉自己已经痊愈可以自行中断使用内分泌治疗药物吗?

内分泌治疗药物需根据医嘱至少服用5～10年，患者应坚持长期定时定量服用，不能存在侥幸心理，没有特殊情况不可自行中断用药。如果出现严重的不良反应或在服药期间复查发现肿瘤进展，应及时就诊，请专科医生给予治疗调整。

123. 乳腺癌内分泌治疗药物可能会出现哪些不良反应? 如何护理?

（1）常见不良反应：面部潮红、恶心、呕吐等类似围绝经期的反应，发生率约为25%。一般都可以耐受，如果反应严重，请立即咨询门诊医生。

（2）较少见的不良反应：月经不规则、阴道出血、白带增多、外阴瘙痒和皮炎等。高剂量长期应用可致视力障碍，如有发生请立即咨询门诊医生。

（3）严重的不良反应：子宫内膜癌。建议长期服用内分泌治疗药物的患者每年至少进行1～2次子宫B超或子宫内膜活检。

124. 内分泌治疗后会出现更年期症状吗？应怎样应对？

内分泌治疗后患者常会出现面部潮红、体重增加、多汗、头痛、阴道干燥或阴道分泌物增多、骨关节疼痛等更年期症状。发生骨质疏松后遵医嘱检查骨密度，了解骨质疏松的程度，并根据检查结果调整治疗，同时建立良好的生活方式，如戒烟、戒酒、规律锻炼等，每日补充足够钙剂和维生素D。对患者因出现不良反应而引起的情绪改变，家属要给予充分理解。

125. 乳腺癌内分泌治疗时为什么要定期测定骨密度？

对于女性来说，雌激素是阻止骨骼中钙质流失的重要因素，而乳腺癌内分泌治疗时会使患者的雌激素水平降低，如果不采取一定的预防措施，会导致患者的骨质减少，从而增加骨质疏松和骨折的风险。因此，乳腺癌患者在接受内分泌治疗时，通过适当补充钙剂和维生素D可以有效地预防骨质疏松。而且，乳腺癌患者还应定期测定骨密度，以评估患者骨骼的伤害程度，从而制订治疗方案，根据不同阶段选用不同程度的抗骨质疏松药物，必要时可使用双膦酸盐或地舒单抗等进行骨质疏松及骨折的防治。

126. 血脂异常患者如何选用内分泌治疗药物？

研究发现，影响女性血脂改变的主要因素是雌激素而非年龄。女性绝经后，容易出现血脂升高，从而增加发生动脉粥样硬化性心血管疾病的风险。既然雌激素与血脂、动脉粥样硬化性心血管疾病都有着密切的关系，那么，绝经后早期乳腺癌患者若长时间接受内分泌治疗，雌激素水平将大幅减低，势必增加动脉粥样硬化性心血管疾病发生的风险。因此，绝经后乳腺癌患者在接受长期内分泌治疗时，可优先更改生活方式，调整饮食结构，保持理想体重或减重，根据身体状况每周至少150分钟中等强度的有氧锻炼。若出现血脂异常建议服用他汀类药物，或选用甾体类芳香化酶抑制剂替代非甾体类芳香化酶抑制剂。

127. 乳腺放疗是个什么样的治疗？乳腺癌哪些情况下需要放疗？

放疗是乳腺癌一种常用的治疗手段，就是用放射线照射乳腺癌细胞，把它们杀死。放射线可以穿透人体，但是对癌细胞的杀伤力比正常细胞大得多。根据具体病情，乳腺癌患者接受放疗主要有以下几种情况。

（1）乳腺癌保乳术后：由于保乳手术只切除了一部分乳房，那么手术后需要放疗，对余下的乳房进行照射，防止癌细胞再长出来，可以减少乳房局部复发的可能。

（2）乳腺癌乳房全切术后，但原发肿瘤大于5cm或伴有腋窝淋巴结转移：虽然乳腺癌患者切除了整个乳房，但原发肿瘤较大或腋窝淋巴结转移较多时，复发率仍较高，术后进行放疗可以减少胸壁或者淋巴结复发的可能。

（3）炎性乳腺癌：是一种乳腺癌的特殊类型，由于乳腺癌细胞已侵入乳房皮下脉管，需要放疗以提高治疗的成功率或者延长生存期。

（4）乳腺癌已经扩散到身体其他部位：如骨骼、肺、肝等，放疗可以缓解一些症状，如疼痛、呼吸困难、出血等，或者控制一下癌症的发展，提高生活质量或者延长生存期。

128. 乳腺癌术后放疗要做几个疗程？每次要多长时间？

乳腺癌术后放疗只要做一个疗程。患者经放疗医生评估后，先进行模拟定位，制订放疗计划，然后开始放疗。放疗从周一到周五，每日1次，每周5次，持续1～1.5个月。每次放疗的时间因放疗计划的复杂程度而异，一般为5～15分钟。近年来，乳腺癌的术前放疗、术中放疗以及术后大分割、短疗程放疗被提出，在临床试验中取得了一些效果，一定程度上减少了放疗的不良反应，但目前还只能应用于部分乳腺癌放疗的患者。

129. 乳腺癌患者做放疗需具备哪些条件？

乳腺癌术后患者放疗前需要手术伤口完全愈合，患侧上肢经过锻炼后，能够很好地举起。化疗后的患者需要血常规恢复正常。具备这些条件后才可以开始定位放疗。

130. 乳腺癌放疗必须连续做吗？中间间断对疗效有影响吗？

一般来说，放疗的连续性对疗效有一定影响，如果间断或延迟，可能会降低放疗的效果，增加复发风险。因此，患者在接受放疗时，应尽量按时按量完成，不要随意中断或推迟。但是，如果因为特殊原因，如感染、贫血、皮肤反应等，需要暂停放疗，应及时与医生沟通，调整治疗计划，尽量缩短间断时间，避免影响疗效。

131. 乳腺癌术后放疗有哪些不良反应？

乳腺癌术后放疗的不良反应分急性不良反应和晚期并发症。

急性不良反应发生在放疗中和放疗结束后半年内，包括乏力、血白细胞减少、放射性皮炎、放射性肺炎，保乳患者可有乳房肿痛。晚期并发症发生在放疗结束半年后，包括皮肤萎缩、保乳乳房纤维化、缺血性心脏病、上肢水肿、臂丛神经损伤、肋骨骨折、放疗诱发第二恶性肿瘤等。放疗的不良反应也和身体的敏感性有关，有的轻微，有的严重，放疗前很难预测。

132. 如何保护照射区域皮肤？

避免摩擦和理化刺激：可用温水、软毛巾温和地清洗；不用碱性肥皂搓洗；不使用酒精、碘酒、胶布及化妆品；避免冷热刺激，不用冰袋和热水袋。多汗区皮肤，如腋窝、腹股沟、外阴等处保持清洁、干燥。

照射区皮肤宜充分暴露，不要覆盖或包扎，如出现瘙痒不要抓挠，避免人为因素加重反应程度，医生会根据具体情况指导用药。

当皮肤出现脱皮或结痂时不要撕剥；剃毛发时宜使用电动剃须刀，避免造成局部损伤。

皮肤色素沉着不需特殊处理，放疗结束后皮肤颜色会逐渐恢复正常。

133. 乳腺癌患者放疗期间可以洗澡吗？

如果病情允许，放疗期间是可以洗澡的。但要注意水温不能太热，可选用温和无刺激浴液。照射区皮肤不要用力搓揉，保持清洁、舒适，维持皮肤完整性。特别提醒注意：医生在放疗定位时，会用皮肤墨水在患者的皮肤上画上标记线，以确保每次放疗定位的准确。所以这个标记非常重要，一定不可以擦掉！如果标记线变浅或模糊，应该及时告诉医生，由医生给予标画清晰，切勿自己尝试描画。

134. 乳腺癌放疗患者回家后对家人有辐射吗？

乳腺癌放疗患者回家后，可以安全地和家人接触，没有辐射。乳腺癌患者最常接受的是体外放疗，患者躺在治疗床上，机器发出射线对准肿瘤进行照射。射线使人体细胞发生损伤，但患者体内没有放射源，对周围接触的人没有辐射。极特殊情况下，患者接受放射性粒子植入肿瘤的放疗时，医生会有相应的嘱咐。

135. 乳腺癌患者放疗期间适合做哪些运动?

乳腺癌患者放疗期间除了术后的功能锻炼外，可以适当运动，如散步、慢跑等（骨转移等特殊病情患者须征求医生意见）。适当运动可以减轻疲乏感，改善食欲和睡眠。但最好不要打球或游泳，因为打球时上肢活动量过大，可能会引起上肢水肿；游泳池内的氯对放疗野内的皮肤有刺激。注意运动不要过于激烈、运动量不要过大，如果运动后第二天觉得浑身酸痛，就说明运动过量了。运动时出现任何不适症状，如气短、疼痛，或发现任何异常，如肿胀等，应立即停止运动，及时就医。

136. 放疗时有痛苦的感觉吗?

放疗本身毫无痛楚，每次治疗时间10～20分钟。在放疗开始前，治疗技术员会为患者进行治疗摆位，患者要尽量放松。当治疗摆位确定后，患者会被单独留在治疗室内接受放疗。治疗进行期间，技术人员会在隔壁房间通过闭路电视小心观察情况。如有需要（如出现不适症状憋气、心悸等），患者可以通过对讲机与治疗技术人员通话；如果体位固定后讲话不方便，可以做将腿抬高，或举起手臂等动作，技术员会立刻进来给予帮助。

137. 放疗期间在衣服穿着方面应注意什么?

（1）放疗期间建议患者穿柔软宽松、吸湿性强的纯棉类内衣；避免粗糙及化纤类衣服，以减少照射区域皮肤的摩擦和刺激。

（2）因照射区皮肤非常敏感，应避免强烈的阳光照晒及冷风吹袭，外出时注意防晒（遮阳伞）和保暖（柔软围巾）。

（3）乳腺接受治疗时建议不戴胸罩，保持舒适。放射治疗后皮肤会较以前脆弱，需要长期特别呵护。

三、用药篇

138. 乳腺癌患者服药时能用牛奶或果汁代替水吗?

乳腺癌患者在服药时，应尽量用白开水或温开水送服，避免用牛奶、果汁或茶水代替水，因为这些饮品可能会影响药物的吸收、代谢和疗效，甚至引起不良反应。

牛奶中含有大量的钙、蛋白质和脂肪，这些成分会与一些药物发生化学反应，形成不易溶解的沉淀或络合物，降低药物的生物利用度，降低药物的疗效。例如，牛奶会与四环素类抗生素、铁剂、喹诺酮类抗生素等药物结合，影响其吸收。

果汁中含有一些有机酸、维生素、糖类和植物化合物，这些成分会影响药物的溶解度、稳定性和代谢酶的活性，改变药物的药效和毒性。例如，西柚汁会抑制肝脏中的CYP3A4酶，导致一些药物在体内的浓度升高，增加不良反应的风险；其他果汁，如苹果汁、橙汁、葡萄汁等，也会与一些药物发生相互作用，影响其吸收和代谢。

茶水中含有大量的鞣酸、咖啡因、茶碱等成分，这些成分会与一些药物发生沉淀、络合或竞争吸收，降低药物的有效性，或增加药物的不良反应。例如，茶水会与铁剂、四环素类抗生素、喹诺酮类抗菌药等药物结合，影响其吸收。茶水还会与一些镇静、安眠、抗抑郁等药物发生拮抗作用，降低其疗效。

139. 用药期间为什么不能喝酒?

酒精会干扰药物代谢，影响药效。大多数药物进入人体后须经肝脏代谢，而酒精的存在会干扰这一过程，从而使药物作用减弱。酒精还会使其代谢产物无法正常排泄，而转向与肝、肾细胞结合，从而造成肝、肾组织的损伤，严重时可导致肝坏死。另外，酒精还会增加药物对胃肠道的刺激作用，严重者可引起消化道出血。此外，许多药物可抑制肝脏中的解酒物质发挥作用，使酒精的代谢中间产物乙醛在人体内蓄积，引起毒性反应。

140. 在家口服药物治疗期间总是忘记吃药，怎么办？

乳腺癌患者在居家服用内分泌药和口服化疗药期间，一般都需要每日服药，有的药物要每日服用两次。因此，为了避免患者忘记服用药物，可以采用以下方法。

（1）用手机备忘录或闹钟提醒：提前把服药时间、剂量等输入手机备忘录，提醒自己吃药。如果是老人，提醒的铃声应该大一些，以便能够及时听到提醒。

（2）制作一个简易的用药台历：把药名、服药时间和次数都备注在上面，每吃完一次，就在相应的位置上打一个钩。台历最好放在每天都能经过的地方，如水壶旁、床头柜或者客厅的茶几等，这样能随时提醒自己服药。

（3）使用分药盒：分药盒对于需要长期服用药物的患者来说非常方便。患者可以每周将下一周需要服用的药物进行整理，并将分药盒放在显眼的地方。分药盒的优点就是外出时也可以随身携带。

以上方法患者可以根据自己的情况任选一种，也可以结合起来使用。

141. 每日同时要吃多种药物，需要注意什么？

有些乳腺癌患者可能需要同时吃几种药，建议平时服药种类多的患者注意以下几点。

（1）多种药物之间可能存在药物相互作用，应咨询医生或药师如何正确服用这些药物。

（2）不同类型药物应当将服药时间错开。

（3）别擅自加药：慢性病药物多需长期使用，服药种类相对固定。擅自增加用药种类，还可能造成两种药物共有的成分过量，引起不良反应。

（4）保健品不能贪多，正规保健品能起到一定的辅助治疗效果，但也可能和药物发生相互作用，危害自己的身体。

总之，用药时应严格遵医嘱，并注意观察自己是否出现严重皮疹、恶心、呕吐等症状，必要时就诊，在医生指导下调整用药方案。

142. 治疗癌痛的药物有哪些？

癌痛的治疗一般分为三个阶梯，对应三类镇痛药物。

第一类是非甾体抗炎镇痛药，常用的有阿司匹林、布洛芬、吲哚美辛、对乙酰氨基酚、保泰松、罗非昔布、塞来昔布等。这类药物镇痛作用比较弱，没有成瘾性，使用广泛，疗效确切，用于一般常见的疼痛，但如果使用不当，也会对人体健康造成损害。

第二类是中枢性镇痛药，以曲马多为代表。此类药物是人工合成的中枢性镇痛药，属于第二类精神药品，为非麻醉性镇痛药。曲马多的镇痛作用比一般的解热镇痛药要强，但又不及麻醉镇痛药，其镇痛效果是吗啡的1/10，主要用于中等程度的各种急性疼痛及手术后疼痛等。

第三类是麻醉性镇痛药，以吗啡、哌替啶等阿片类药为代表。这类药物镇痛作用很强，但长期使用会成瘾。这类药物有严格的管理制度，不能随便使用，主要用于晚期癌症患者。除上述三类镇痛药外，还有其他一些镇痛药，如中药复方镇痛药等。

143. 为什么用了镇痛药还是会疼痛?

每个人对疼痛的耐受力不同，医生的给药会受到患者疼痛主诉的影响，患者又往往因害怕成瘾、不了解镇痛治疗而不按时服药，这就造成了服药效果的不尽如人意。镇痛药要遵医嘱按时服用，并按照正确的指导用药，如吗啡控释片服用时不可切开或咬碎，芬太尼贴剂普通型不可用剪刀剪开。应当遵循按时服药的原则，切忌“痛时服药，不痛不服药”的理念。了解药物的作用及不良反应，及时向医生反馈自己疼痛缓解程度，便于医生按疼痛程度及时调整药物。

144. 阿片药物的不良反应有哪些?

恶心、呕吐、头晕、便秘是阿片类药物最常见的不良反应。恶心、呕吐多见于初次用药患者，多发生在用药初期，只要继续服用3～5天，这些反应就会减轻或消失。便秘是最持久的不良反应，会持续整个用药过程，且随着药量加大，便秘也会加重。所以用药期间应多喝水，多吃含纤维的食物。发生便秘应及时使用通便药物，如番泻叶、麻仁丸、乳果糖等。若出现嗜睡、谵妄、神志不清、呼吸困难等不良反应，应及时就医。

145. 怎么使用芬太尼透皮贴剂?

芬太尼透皮贴剂是一种用于镇痛的贴剂，应在躯干或上肢未受刺激及未进行放疗的平整皮肤表面使用。如有毛发，应在使用前剪除（不要使用剃须刀剃除）。使用前可用清水清洗所贴部位，不能用肥皂、沐浴乳等刺激皮肤或改变皮肤性状的用品，使用前皮肤应完全干燥，没有破溃。镇痛贴打开后应马上使用。贴好后用手掌按压半分钟，保证镇痛贴和皮肤完全贴合，尤其注意其边缘部分，避免有卷边出现而影响药物使用。一贴可以持续72小时，更换新贴时要更换所贴部位，几天后才可在相同的部位重复贴用。

四、功能康复与日常生活篇

146. 什么是上肢淋巴水肿?

上肢淋巴水肿的诊断标准是患肢存在酸痛、肿胀等不适，患肢上肢周径较健侧肢体肿胀增粗＞2.0cm或差异达10%。患侧上肢淋巴水肿是乳腺癌术后最常见的并发症，术后的放疗、外伤等因素会加重这一过程，会严重影响患侧肢体运动功能及生活质量。腋窝淋巴结清扫手术或放疗后淋巴系统受到破坏，使得淋巴液回流障碍，积聚在皮下从而形成患侧上肢淋巴水肿。淋巴水肿通常在治疗后数月至数年出现，起初并无明显症状，可能只有手臂沉重、发胀、紧绷等不适感，继续发展下去便出现患侧手臂肿胀增粗。

147. 乳房切除是否都可能引起淋巴水肿?

在前哨淋巴结活检术发明前，同侧腋窝淋巴结清扫是乳腺癌手术必不可少的组成部分，腋窝淋巴结清扫术后由于部分患者术后出现上肢淋巴水肿，给不少患者造成乳房切除术会造成上肢淋巴水肿的错误认识。其实，随着前哨淋巴结活检术在乳腺癌手术中越来越成熟地开展，越来越多的无腋窝淋巴结转移的乳腺癌患者可豁免腋窝淋巴结清扫，其术后发生上肢淋巴水肿的风险接近于零。对于就诊时已发生淋巴结转移而必须行腋窝淋巴结清扫术的乳腺癌患者，其术后发生上肢淋巴水肿不是必然的，只要患者进行科学的康复锻炼，注意患侧上肢的保护，其发生上肢淋巴水肿的概率为10%～15%。

148. 乳腺癌术后导致或加重上肢淋巴水肿的因素有哪些？

（1）临床分期：患者分期越晚，意味着肿瘤恶性程度越高，转移风险越大，手术难度大大增加，术中往往需要接受大范围的淋巴结清扫，从而加重淋巴结区域损害，增加水肿风险。有研究表明，切除淋巴结数目≥10个，会增加上肢淋巴回流障碍的概率，会引发局部淋巴液聚集，阻碍营养物质达到细胞，随着时间推移，导致上肢淋巴水肿现象。

（2）放疗：对于腋窝淋巴结转移的患者应常规进行腋窝淋巴结清扫术，而腋窝淋巴结转移4个及以上的患者术后还需接受放疗，其发生上肢淋巴水肿的概率明显升高。文献报道根治术或改良根治术后加用放疗，上肢水肿的发生率可从10%上升到25%。这与大量的放射线导致放射野内的血管和淋巴管闭塞、损伤有关，且放疗还能导致局部肌肉纤维化，压迫静脉和淋巴管，影响上肢淋巴回流，从而加重或引起上肢淋巴水肿。

（3）感染：若术后伤口愈合不好或护理不当造成感染，会进一步损伤淋巴管，同时会阻碍淋巴管的重建和侧支循环的建立，从而加重或引起上肢淋巴水肿。

（4）外伤：若术后患侧上肢受外伤，可引起局部组织释放组胺、炎性因子等化学物质，影响血管通透性等，进一步影响微循环，从而加重或引起上肢淋巴水肿。

（5）劳累、负重：术后患侧上肢大量运动或负重后，会使通过上肢的血液循环量增加，相应的淋巴生成量亦增多，从而加重或引起上肢淋巴水肿。

（6）年龄：随着年龄的增长，淋巴管－静脉通路逐渐减少，同时由于新陈代谢相对较慢，淋巴重建的功能也相对较差，整个淋巴引流的代偿能力下降，导致术后发生上肢水肿的概率增加。

（7）肥胖：研究表明，肥胖的患者术后发生水肿的概率较非肥胖的患者要高。体重指数越高水肿相对越严重。这可能是因为肥胖者更容易发生脂肪坏死，容易出现伤口愈合不良和感染，从而导致上肢水肿。

（8）高血压：当患者合并高血压时，往往伴随着血液微循环功能障碍，这类患者在行乳腺癌手术后，会促使淋巴区域进入组织间隙，加重淋巴水肿，同时高血压患者常合并水钠潴留，血管内液体及组织液增加，增加淋巴回流障碍，导致大量组织液体蓄积，引发上肢水肿。

因此，虽然有些上肢淋巴水肿是治疗带来的不可避免的不良反应或无法避免的不利因素，无法预防和控制，但有些则是术后日常生活中不注意保护患肢造成的，所以乳腺癌患者在接受腋窝淋巴结清扫术后的日常生活中应长期注意保护患肢的健康，最大限度地避免或减轻上肢淋巴水肿的发生。

149. 乳腺癌术后如何预防患侧上肢淋巴水肿?

乳腺癌腋窝淋巴结清扫术后患者发生淋巴水肿的因素很多，患者应当从以下几方面加以关注，以减少上肢淋巴水肿的风险。

（1）保护皮肤，避免损伤及感染。注意卫生，保持患肢清洁干燥。日常保湿，防止皮肤干裂。指甲护理，保持手和指甲四周的皮肤柔软、润滑。使用防晒霜和驱蚊剂保护外露的皮肤。剃除腋毛宜使用电动剃刀，并注意避免损伤皮肤。缝纫时用顶针。避免被宠物抓伤或咬伤。在做可能导致皮肤损伤的活动时戴手套，如洗餐具、种花草、长时间使用化学制剂或洗涤剂。尽量不在患肢穿刺，如注射和抽血。如果皮肤出现擦伤、刺破，洗净伤口后再裹上创可贴等，以防感染。如出现皮疹、瘙痒、发红、疼痛、皮温增高、发热或流感样症状时请立即就医治疗。

（2）避免上肢受压。尽量避免在患肢测量血压。穿着合体的衣服，佩戴宽松的首饰。

（3）避免过热、过冷环境。在寒冷的环境中注意保暖，避免冻伤或皮肤皲裂。避免长时间（大于15分钟）接触热环境，尤其是热水浴和桑拿，避免患肢浸泡在高于39℃的水中。使用热烤炉时戴手套，不空手端热锅，以防烫伤、灼伤。

（4）注意生活方式。患肢避免提重物，特别不要用肩带背负重物。避免力度大而重复的动作，如用力推拉等。逐步建立一种持续的、有一定强度的适合自己身体状况的日常活动。活动期间注意观察患肢的大小、形状、疼痛或沉重感是否有改变，经常休息以使肢体恢复，避免过度疲劳。降低脂肪摄入量，平衡膳食，保持理想的体重。

（5）戴弹力袖套。穿戴弹力袖套可避免水肿恶化。当进行剧烈活动时应戴合适的弹力袖套，如久站、跑步等。乘坐飞机时应戴合适的弹力袖套，下机后要等半小时至1小时后脱下。

150. 乳腺癌术后为什么要进行功能锻炼?

乳腺癌术后由于患者患侧的胸肌、腋窝受到手术的影响及之后的瘢痕挛缩，导致部分患者出现运动和/或感觉功能障碍，在一定程度上影响了患者的日常生活。术后患者采取早期功能锻炼，有助于提高患者对锻炼的依从性，可增加术侧手臂血液及淋巴液的回流，促进伤口愈合，预防淋巴水肿，避免关节僵硬、腋下瘢痕挛缩等，降低上肢功能障碍的发生率，扩大关节活动度，从而加速身体康复。

151. 乳腺癌术后功能康复操如何进行？

早期功能锻炼是一个渐进性过程，术后早期运动时应注意幅度、时间、强度等，制订系统、科学的运动方案，在术后不同时间点采取不同的运动方式。手术后第一天便可进行手部运动，在得到医生的准许后逐渐增加肩部的运动。在进行伸展肩部的运动时，肌肉感到轻微拉扯为止，任何伸展动作均应缓慢流畅地进行。恢复活动应循序渐进，每天增加一点点的运动量，直至胸部及腋下不再感到紧绷为止。当患者可以伸手跨过头顶，触摸到对侧的耳朵，而术侧腋窝不感到过度紧张时，患者已做到正常的肩部运动。坚持运动，可遵照以图4的动作每天活动至少重复3次，训练并保持良好的体态。

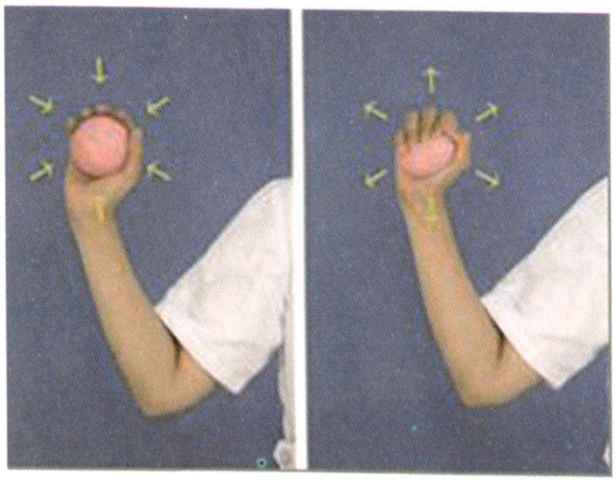

第一节　手部运动

手持软球，挤压、放松

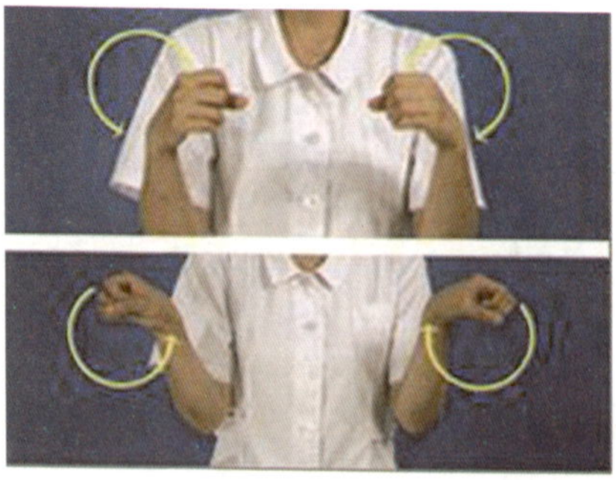

第二节　腕部运动

半握拳，沿顺时针、逆时针方向旋转手腕

图4　乳腺癌术后功能康复操

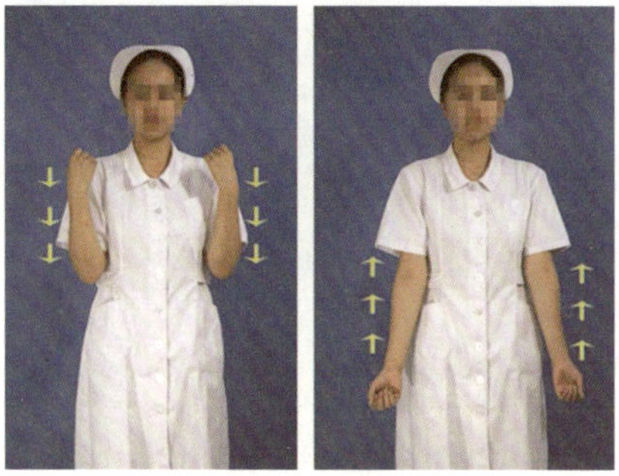

第三节　肘部运动

屈肘、伸直

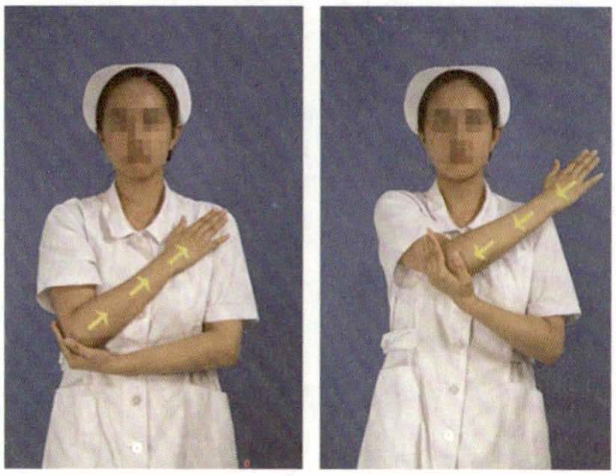

第四节　推肘运动

术侧手臂放对侧肩上，健侧手向内上方推动

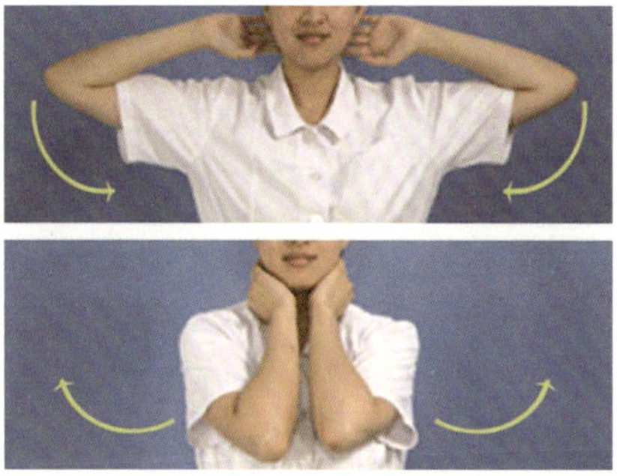

第五节　拉肘运动

双手交叉放在颈后，打开手肘，两侧手肘拉向前互相触碰

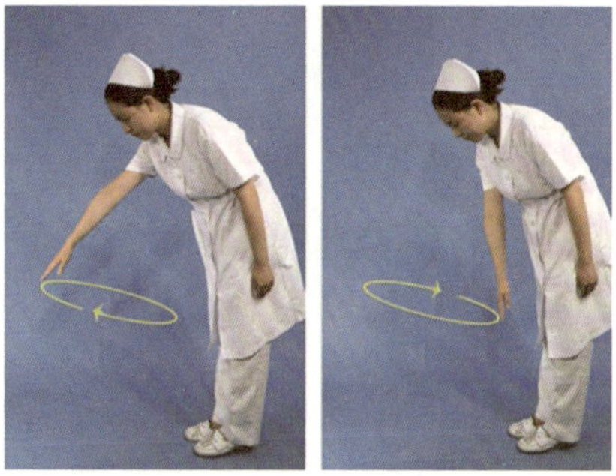

第六节　手臂摇摆

身体前倾，术侧手臂自然下垂，肩部发力使其向前、后、两侧绕圈，并逐渐增加摇摆的幅度和范围

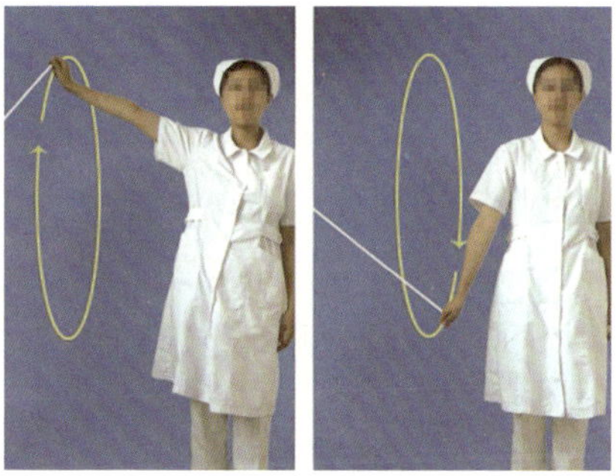

第七节　绳索运动

将绳系于门把柄上，手执尾端纵向顺时针、逆时针摆动手臂，并逐渐增加摆动范围

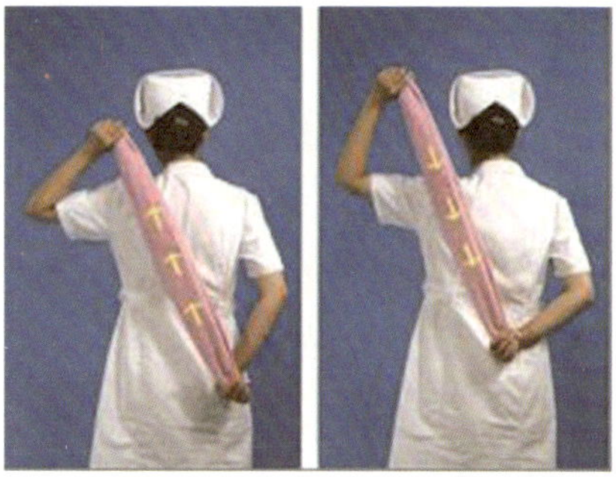

第八节　手臂后举

双手背后握毛巾两端，健侧手臂向上拉动术侧手臂

图4（续）

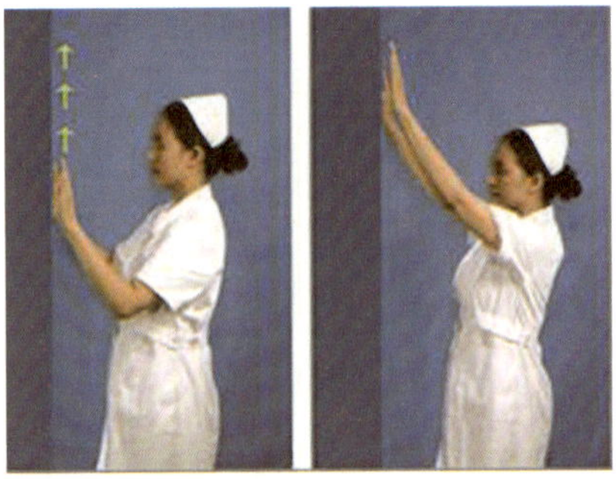

第九节　爬墙运动

双手扶墙，手指向上做爬行运动，直至伤口拉紧或感到疼痛为止，在墙上做记号，以便检查进度

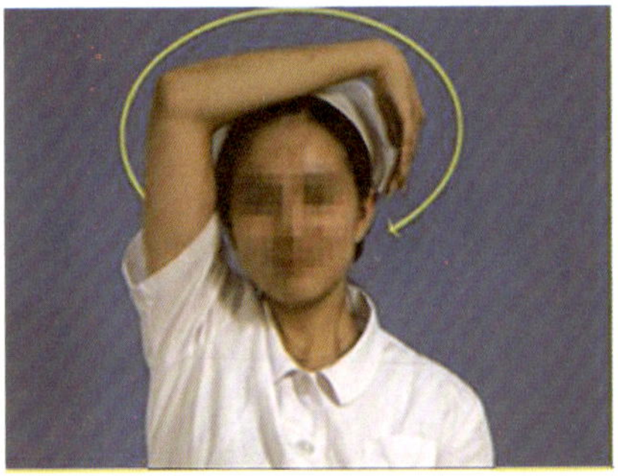

第十节　摸耳运动

患侧手臂过头顶，摸对侧耳朵

图4（续）

152. 乳腺癌术后达到正常的肩部运动可以不再进行功能锻炼了吗?

过早进行术后功能康复操不利于伤口愈合，尤其是肩关节活动过早、活动幅度过大，非常容易产生积液。而过晚进行康复操则可能因局部瘢痕形成而影响功能康复的时间与效果。

153. 如何通过观察尽早发现乳腺癌术后患者的上肢淋巴水肿?

越早发现上肢水肿越容易恢复，因此应随时监测上肢淋巴水肿情况，以便早期识别水肿的发生，同时这种观察方法还可以不断地督促患者坚持保护患侧手臂。乳腺癌术后患者可以每月1次测量一下自己双侧手臂粗细的情况，左右同一水平面相互对比，如果周长大于2.0cm，则可以认为出现上肢水肿。双上肢周径测量方法：上肢放松自然下垂，使用软尺分别测量双上肢肘关节上5cm及肘关节下5cm的周径（图5）。

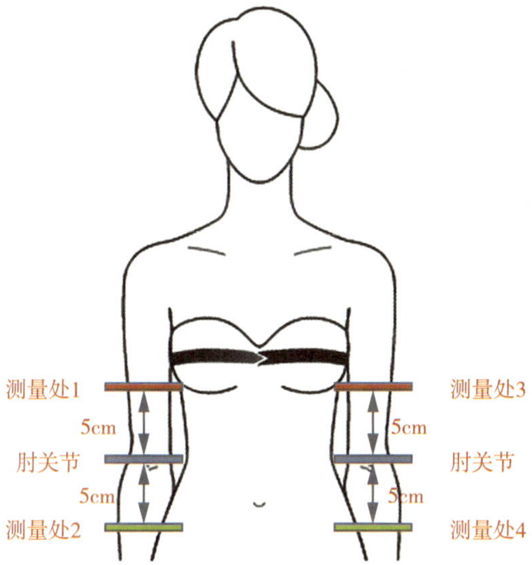

图5　双上肢周径测量示意

154. 乳腺癌术后患侧上肢水肿早期应当如何处理？

（1）抬高患肢，手法按摩：按摩者手扣成环形，自远侧向近侧用一定压力推移，每天3次，每次15分钟。

（2）气压式血液循环驱动治疗：利用机械充气，滚动按摩，促进血液循环。

（3）戴弹力袖套：避免上肢肿胀恶化。弹力袖套需量身定制，过紧会妨碍血液循环，过松则难以控制肿胀。

155. 乳腺癌术后上肢淋巴水肿有哪些治疗方法？

乳腺癌术后上肢淋巴水肿是一个很棘手的并发症，虽然治疗方法很多，但目前尚无确定有效的治疗手段。按摩、阶梯式加压、微波等保守疗法对轻症患者有一定疗效，但对于中、重度患者治疗效果很不理想，患者经过长期反复治疗后，淋巴水肿继续加重，导致反复发作的淋巴管炎、蜂窝织炎、肢体肿胀变形和功能障碍，严重影响患者的生活质量。具体来讲，针对乳腺癌术后的上肢淋巴水肿，处理办法有以下几种。

（1）非手术治疗：是目前的首选治疗。推荐采用综合消肿疗法，包括手法淋巴引流、压力治疗、患肢功能锻炼及个性化皮肤护理，适用于早期轻型病例，其原理是通过物理热能和机械压力改善局部微循环，以达到促进淋巴液回流、降低并阻止纤维组织增生、延缓和改善病情发展的目的，包括局部加压按摩、功能恢复性锻炼、弹力绷带压迫等。

（2）手术治疗：目的在于降低淋巴系统负荷和提高淋巴系统转运能力，主要应用于中重度水肿的患者。从机制上讲，分为降低淋巴系统负荷的手术和/或提高淋巴系统转运能力的手术，前者的手术方式包括病变组织手术切除联合植皮法、负压抽吸法；后者则包括筋膜条引流术、网膜引流术、带蒂皮瓣引流术、淋巴静脉系统吻合术、淋巴管移植术、静脉代替淋巴管移植术、自体淋巴结组织移植术等，轻、中度淋巴水肿采用生理性重建淋巴通路的方法可以预防和治疗淋巴水肿；重度淋巴水肿通过减容手术，甚至结合生理性淋巴通路重建也可以获得效果。虽然方法众多，但疗效不确切且难以持久，个体差异大，病情容易反复。目前还没有一个理想术式可以用于治疗严重程度不一的所有患者，具体手术方案应该根据病情特点而进行个性化设计，只要把握好手术适应证就可以获得较好的预防和治疗效果。多数情况下，手术还不能完全独立于非手术治疗之外，两者互为补充，才能让患者获得最大的收益。

所以乳腺癌术后的上肢淋巴水肿应强调以预防为主，早期诊断，早期治疗。

156. 如何戴弹力袖套?

（1）指甲要短，穿弹力袖套前先取下手上的首饰。

（2）最好每日醒来下床前穿好，至少开始活动前一定要穿好。

（3）穿之前先翻出弹力袖套夹里，要翻到手腕处。将弹力袖套套在患肢的手上，慢慢往上拉，不可抓住上缘硬往上扯。也不要用翻转或上卷的方法，否则会妨碍血液流通，加重肿胀。

（4）穿戴时可用手套协助，以便借力，抓紧弹力袖套往上拉。

（5）弹力袖套穿上后没有皱褶。

（6）为了方便穿着，患肢可以略涂些不含香料的爽身粉。

（7）若患肢的手部也肿胀，则除了穿弹力袖套外，可能还需戴手套且手套要覆到袖套上。

（8）洗澡完毕四肢湿润很难穿戴袖套，宜在皮肤干爽后尝试。

（9）晚上脱下弹力袖套后应滋润皮肤，但晨起不要涂膏油，以免增加穿戴的难度。

（10）穿在身上时，要确保弹力袖套的物料分布均匀，没有皱褶、团块，若有两件弹力袖套轮换使用，一般可以连续使用6个月，不合身时要立即告诉医护人员。

157. 什么是乳腺癌术后疼痛？有哪些部位会发生疼痛?

乳腺癌术后疼痛是指在乳房切除术或保乳手术后出现的持续或间

歇性的疼痛，可能涉及乳房、胸壁、腋下、肩部或上臂等部位。原因可能有以下几种。

（1）乳房组织或神经的损伤或炎症导致切口处或乳房内部的疼痛、灼热感或刺痛感。

（2）淋巴结的切除或放射治疗导致腋下或手臂的疼痛、麻木感或肿胀（淋巴水肿）。

（3）胸壁或肋骨的创伤或感染导致胸部或肩部的疼痛、压痛或僵硬。

（4）瘢痕组织的形成或收缩导致乳房或手术部位的疼痛、紧绷感或变形。

（5）心理或社会因素如恐惧、焦虑、抑郁或压力，导致乳房或其他部位的疼痛或敏感性增加。

158. 如何评估乳腺癌术后疼痛的程度和持续时间？有哪些评估和记录疼痛的工具与方法？

乳腺癌术后疼痛的程度和持续时间因人而异，可能与手术类型、治疗方案、个体差异或其他因素有关。可能会影响患者的生活质量、身体功能和情绪状态，因此需要及时评估和处理。评估乳腺癌术后疼痛的程度和持续时间，有以下几种常用的工具和方法。

（1）疼痛强度评分法：是一种通过数字、文字、图像等形式使患者可以将主观疼痛感受客观地表达出来的方法。常用的疼痛强度评分法有视觉模拟评分法（VAS）、数字等级评定量表（NRS）、语言等级评定量表（VRS）和Wong-Baker面部表情量表（FPS-R）等。这些评分法都有各自的优缺点，应根据患者的年龄、受教育程度、文化背景和个人偏好选择合适的评分法。

（2）疼痛日记：是一种让患者每天记录自己的疼痛情况的方法，包括疼痛的部位、性质、强度、持续时间、影响因素、采取的措施和效果等。疼痛日记可以帮助患者和医生了解疼痛的变化规律，评估疼痛的影响程度，调整疼痛的治疗方案。

（3）疼痛问卷：是一种通过一系列的问题来评估患者疼痛的多方面的方法，包括疼痛的强度、频率、持续时间、部位、性质、影响因素、影响范围、治疗效果、满意度等。疼痛问卷可以提供更全面和细致的疼痛信息，帮助患者和医生制订更合理和个性化的疼痛管理计划。常用的疼痛问卷有简明疼痛量表（BPI）、麦吉尔疼痛问卷（MPQ）、整体疼痛评估量表（GPS）等。

159. 如何预防乳腺癌术后疼痛？

为了预防或减轻乳腺癌术后疼痛，可以采取以下措施。

（1）在手术前和手术后，按照医生的指示服用镇痛药，不要等到疼痛难以忍受时才服用。

（2）在手术后的前几天，尽量避免过度活动或举起手臂，以免对伤口造成拉伤或出血。

（3）在手术后的第一周，每天多次做一些轻柔的肩部和手臂的活动，以促进血液循环，防止肌肉僵硬和淋巴水肿。

（4）在手术后的第二周，可以逐渐增加肩部和手臂的运动强度和范围，但要避免重复或剧烈的动作，如推、拉、提或扭。

（5）在手术后的第三周，可以恢复正常的日常活动，但要注意自己的感觉，如果感到疼痛或不适，就要减慢速度或停止运动。

（6）在手术后的第四周，可以尝试一些有氧运动，如散步、骑自行车或游泳，以增强体力和心肺功能，缓解疼痛和压力。

（7）在手术后的第五周，可以根据自己的情况和医生的建议，逐步恢复一些力量训练，如使用哑铃或弹力带，以增加肩部、手臂的肌肉力量和灵活性。

160. 治疗乳腺癌术后疼痛的总原则是什么？

（1）采用多模式镇痛：即联合应用不同作用机制的镇痛药物或不同的镇痛措施，通过多种机制产生镇痛作用，以获得更好的镇痛效果，并使副作用降到最低。

（2）采用超前镇痛：即在伤害性刺激出现前或较早期预先采取消除伤害性刺激的治疗措施，减轻机体的神经－内分泌反应，避免疼痛的发生。

（3）采用个体化镇痛：即根据患者的病情、年龄、性别、心理状态、遗传因素、疼痛程度、疼痛性质、疼痛部位等因素，选择合适的镇痛药物或措施，调整镇痛方案，达到最佳的镇痛效果。

（4）采用综合治疗：即除药物治疗外，还可以采用物理治疗、心理治疗、神经阻滞、中医针灸等非药物治疗，以减轻疼痛，改善生活质量，促进康复。

161. 乳腺癌术后治疗慢性疼痛常用的镇痛药物有哪些？如何正确服用这些药物？

乳腺癌术后疼痛的治疗通常需要使用不同类型和作用机制的镇痛

药物，如非甾体抗炎药、阿片类药物、抗癫痫药、抗抑郁药等。镇痛药分为3类，须对症使用。人们在日常生活中，遇到各种疼痛时，常不经医生指导，自行服用镇痛药物。合理使用镇痛药，可起到减轻疼痛的作用，但如果长期使用，特别是滥用，则会对人体健康造成严重损害。什么情况下使用什么样的镇痛药，是很“讲究”的。

（1）非甾体抗炎镇痛药：常用的有阿司匹林、吲哚美辛、保泰松、对乙酰氨基酚等，镇痛作用比较弱，虽没有成瘾性，但如果用法不当，也会造成不必要的损害。因使用范围广泛，临床报道的镇痛药不良反应主要是这一类药物造成的。

（2）中枢性镇痛药：以曲马多为代表，是人工合成的中枢性镇痛药，其镇痛机制与阿片类药不完全相同，故列为非麻醉性镇痛药。曲马多的镇痛作用较弱，为吗啡的1/10。主要用于中等程度的各种急性疼痛及手术后疼痛等。

（3）麻醉性镇痛药：以吗啡、哌替啶等阿片类药为代表。这类药物镇痛作用很强，但反复使用会成瘾。国家对这类药物有严格的管理制度，不能随便使用。

162. 乳腺癌术后疼痛长期服用镇痛药物的不良反应有哪些？如何避免或减轻这些不良反应？

长期服用镇痛药物虽然可以缓解疼痛，但也可能带来一些不良反应。

（1）非甾体抗炎药的不良反应：主要包括胃肠道溃疡、出血、肾功能损害、血小板功能抑制等。为了减少这些不良反应，应避免长期或过量使用非甾体抗炎药，同时注意保护胃黏膜，如服用胃黏膜保护剂或质子泵抑制剂等。

（2）阿片类药物的不良反应：主要包括恶心、呕吐、便秘、镇静、呼吸抑制、药物依赖等。为了减少这些不良反应，应根据疼痛程度和个体差异调整剂量和用药频率，同时注意预防和治疗便秘，如服用润滑剂或缓泻剂等。另外，应避免与其他有中枢抑制作用的药物或酒精混合使用，以免加重呼吸抑制的风险。

（3）抗癫痫药的不良反应：主要包括头晕、嗜睡、眩晕、共济失调、视物模糊、口干、皮疹等。为了减少这些不良反应，应从小剂量开始，逐渐增加到有效剂量，同时监测血药浓度和肝肾功能，避免与其他有神经毒性的药物相互作用。

（4）抗抑郁药的不良反应：主要包括口干、便秘、体重增加、性功能障碍、心动过速、低血压、镇静、抑郁加重等。为了减少这些不良反应，应从小剂量开始，逐渐增加到有效剂量，同时注意与其他有抗胆碱能作用或血清素综合征的药物的相互作用，避免突然停药，以免引起戒断症状。

163. 乳腺癌患者服用镇痛药是否会“上瘾”？

一些乳腺癌疼痛患者需要服用镇痛类药物，同时又担心会成瘾，实际上，世界卫生组织（WHO）已经不再使用“成瘾性”这一术语，替代的术语是“药物依赖性”。药物依赖性可能会造成生物机体上、精神上、社会上以及它们相互之间的一些不良后果。药物依赖性又分为躯体依赖性和精神依赖性两大类，躯体依赖性不等于“成瘾性”，而精神依赖性才是人们常说的“成瘾性”。长期用阿片类药物后对药物产生一定的躯体依赖性，突然中断用药时出现戒断症状，表现为焦虑、易激惹、震颤、皮肤潮红、全身关节痛、出汗、发热、恶心、呕吐、腹痛、腹泻等。对阿片类药物产生的躯体依赖性并不影响继续合理使用镇痛药，通过逐步减量可避免躯体依赖的发生。

164. 物理疗法、针灸和按摩能否有助于治疗乳腺癌术后慢性疼痛？

物理治疗、针灸和按摩是常见缓解疼痛的非药物治疗方法，它们的作用机制和疗效如下。

（1）物理治疗：是指利用物理因素（如电、热、光、磁、声、力等）对人体进行诊断和治疗的方法。物理治疗可以改善局部血液循环，减少水肿，促进神经和组织的修复，缓解疼痛和炎症，增强肌肉力量和关节活动度，提高生活质量。物理治疗的方法有很多，如超声波、电刺激、热疗、冷疗、激光、磁疗、牵引、按摩、运动等。物理治疗的疗效与治疗方式、治疗时间、治疗频率、治疗剂量等因素有关。一般来说，物理治疗是安全、有效、无创的治疗方法，但也要注意避免过度治疗或不适合的治疗，以免引起不良反应或并发症。

（2）针灸：是中医的一种重要治疗方法，是指利用针刺或灸烧等手段刺激人体特定的部位（即穴位），以调整人体的气血、阴阳、脏腑、经络等，达到治疗疾病或保健的目的。针灸可以通过多种机制发挥镇痛作用，如刺激内源性阿片肽的释放，抑制痛觉传导，调节神经递质的平衡，影响炎症反应，改善局部血流，促进组织修复等。针灸的疗效与针刺的部位、深度、方向、角度、力度、时间、频率、手法等因素有关。针灸是一种安全、有效、经济的治疗方法，但也要注意避免感染、出血、神经或脏器损伤等并发症，以及注意个体差异和禁忌证。

（3）按摩：是一种古老的物理治疗方法，是指利用手法或器械对人体的某些部位或穴位进行按压、揉捏、拍打、摩擦等操作，以达到舒筋活络、调和气血、消除疲劳、防治疾病的目的。按摩可以通过多种机制发挥镇痛作用，如刺激皮肤和肌肉的感受器，抑制痛觉传入，释放内源性阿片肽，改善局部血液和淋巴循环，减轻水肿，消除痉挛，放松肌肉，增加关节活动度，缓解心理压力等。按摩的疗效与按摩的部位、力度、速度、时间、频率、手法等因素有关。按摩是一种安全、有效、简便的治疗方法，但也要注意避免感染、出血、损伤、过敏等并发症，以及注意个体差异和禁忌证。

165. 心理治疗能否缓解乳腺癌术后疼痛?

心理治疗是指利用心理学的理论和方法，通过与患者进行沟通、咨询、教育、训练等方式，帮助患者调整心态，缓解情绪，增强信心，提高生活质量，从而减轻疼痛或改善疼痛耐受力的一种治疗方法。心理治疗可以通过多种机制发挥镇痛作用，如降低疼痛的注意力，增加疼痛的控制感，改变疼痛的认知评价，提高疼痛的应对策略，刺激内源性阿片肽的释放等。心理治疗的方法有很多，如认知行为疗法、放松疗法、催眠疗法、生物反馈疗法、支持性心理疗法、心理动力疗法等。心理治疗的疗效与治疗方式、治疗时间、治疗频率、治疗师的技能、患者的合作程度等因素有关。心理治疗是一种安全、有效、无创的治疗方法，但也要注意避免与其他治疗方法的冲突或不适合的治疗对象。

有一些研究表明，心理治疗对乳腺癌术后疼痛有一定的缓解作用，可以改善患者的心理状况，降低疼痛强度，提高疼痛阈值，增加疼痛耐受性，减少对镇痛药物的依赖，提高生活质量。但是，心理治疗的效果也受到个体差异、疼痛类型、疼痛程度、心理治疗方法、心理治疗师的水平等多种因素的影响，因此不能一概而论，需要根据具体情况选择合适的心理治疗方案，并与其他治疗方法相结合，才能达到最佳的镇痛效果。

166. 如何评估乳腺癌患者的术后生活质量?

乳腺癌患者的术后生活质量是指患者在治疗后的身体、心理、社会和精神方面的健康状况，它受到多种因素的影响，如疾病分期、治疗方式、并发症、伴随疾病、个人特征等。评估乳腺癌患者的术后生活质量，需要采用科学有效的测量工具，如问卷、量表、指标等，以客观地反映患者的主观感受和客观状况。目前，有多种专门针对乳腺癌患者生活质量测评量表，如QLQ-BR23、FACT-B、BREAST-Q等，它们各有优缺点，可以根据不同的目的和场景选择合适的量表进行评估。一般来说，评估乳腺癌患者的术后生活质量，应该包括以下几个方面。

（1）乳腺癌疾病相关的症状和并发症，如疼痛、乳房外观、上肢功能、淋巴水肿等。

（2）乳腺癌治疗相关的副作用，如恶心、呕吐、脱发、疲劳、性功能障碍等。

（3）乳腺癌患者的心理状态，如焦虑、抑郁、自尊、体象、情绪等。

（4）乳腺癌患者的社会支持，如家庭、朋友、社区、医疗团队等。

（5）乳腺癌患者的生活方式，如饮食、运动、休闲、工作等。

通过对以上方面的评估，可以了解乳腺癌患者的术后生活质量的总体水平，以及影响生活质量的主要问题和需求，从而制订个体化的干预措施，提高乳腺癌患者的术后生活质量。

167. 乳腺癌治疗中或治疗后患者为什么会出现疲劳感?

乳腺癌治疗中或治疗后的疲劳，也称为癌症相关性疲劳，是指一种持续的、无法通过休息或睡眠缓解的身体、情绪和认知的疲乏感，它会影响患者的日常生活和生活质量。乳腺癌治疗中或治疗后的疲劳的原因可能有以下几种。

（1）乳腺癌本身：癌细胞的生长和扩散会消耗身体的能量和营养，导致机体代谢紊乱，免疫功能下降，炎症反应增加，从而引起疲劳感。

（2）乳腺癌的治疗：乳腺癌的治疗方法如手术、放疗、化疗、内分泌治疗、靶向治疗等，都会对身体造成一定的损伤，如创伤、出血、感染、贫血、恶心、呕吐、脱发、更年期症状等，这些都会消耗身体的能量和耐力，增加疲劳感。

（3）乳腺癌的心理和社会因素：乳腺癌的诊断和治疗会给患者带来巨大的心理压力，如恐惧、焦虑、抑郁、孤独、无助等，这些负面情绪会影响神经内分泌系统的平衡，导致疲劳感。此外，乳腺癌的治疗也会影响患者的社会角色和关系，如工作、家庭、婚姻等，这些都会增加患者的心理负担，加重疲劳感。

168. 如何评估和记录患者的疲劳程度?

评估和记录患者的疲劳程度是癌症相关性疲劳的诊断和治疗的

重要步骤。有以下几种工具和方法可以用于评估和记录患者的疲劳程度。

（1）量表法：是一种常用的客观评估工具，可以通过患者自我评分或医护人员评分来反映患者的疲劳水平和影响。有多种量表可以用于评估癌症相关性疲劳，如癌症疲劳量表（CFS）、简易疲劳量表（BFI）、多维疲劳量表（MFI）、功能评估癌症治疗-贫血/疲劳量表（FACT-An/F）等。

（2）日记法：是一种主观评估工具，可以通过患者每天记录自己的疲劳状况和相关因素来反映患者的疲劳变化和影响。日记法可以帮助患者和医护人员了解患者的疲劳模式、持续时间、缓解或加重的因素、对日常生活的影响等，从而制订个性化的治疗计划。

（3）对话法：是一种主观评估工具，可以通过医护人员与患者进行沟通和咨询来反映患者的疲劳感受和需求。对话法可以帮助医护人员了解患者的疲劳程度、疲劳对生活质量的影响、疲劳的心理和社会因素、疲劳的治疗期望和偏好等，从而提供个性化的教育和支持。

169. 如何缓解乳腺癌患者的疲劳感？

乳腺癌患者的疲劳感是一种常见而复杂的症状，可能与癌症本身、癌症的治疗、心理和社会因素等有关。疲劳感会影响患者的日常生活和生活质量，因此需要及时评估和缓解。以下是一些缓解乳腺癌患者疲劳感的方法。

（1）药物治疗：如果疲劳感与贫血、感染、疼痛、抑郁等相关，可以根据医生的指导，使用相应的药物，如补血药、抗生素、镇痛药、抗抑郁药等，以减轻疲劳的程度。在一些情况下，也可以使用中枢兴奋剂或皮质类固醇来提高患者的精力和活力。

（2）非药物治疗：非药物治疗的目的是通过改善患者的生活方式和心理状态，来提高患者的体能和情绪，减轻疲劳的影响。非药物治疗的方法有很多，如适当的运动、良好的睡眠、平衡的饮食、放松的技巧、心理咨询、社会支持等。患者应根据自己的情况和喜好，选择合适的非药物治疗方法，并坚持执行，以达到最佳的效果。

（3）中医治疗：中医认为，乳腺癌患者的疲劳属于“虚劳”范畴，主要是由于气血亏虚、脏腑功能失调所致。中医治疗的目的是通过辨证论治，调整气血阴阳，扶正祛邪，恢复机体的平衡。中医治疗的方法有中药、针灸、按摩、拔罐、食疗等，可以根据患者的具体证候，选择合适的方剂和手法，以达到补益气血、健脾养胃、安神益智、活血化瘀等目的。

170. 如何通过规律的运动来缓解乳腺癌疲劳感？推荐哪些适合的运动项目？

规律的运动是缓解乳腺癌疲劳感的有效方法之一，它可以提高患者的心肺功能、肌肉力量、骨密度、免疫力等，同时也可以改善患者的情绪、睡眠、食欲等，降低患者的焦虑、抑郁、疼痛等。有以下几点建议可以帮助患者选择适合的运动项目。

（1）根据年龄、身体状况、个人兴趣等因素，选择适合的运动强度和时间。一般来说，对于18～64岁的乳腺癌患者，建议每周至少150分钟的中等强度有氧运动（大致是每周5次，每次30分钟）或者75分钟的高等强度有氧运动；每周至少2次力量性训练（大肌群抗阻运动），锻炼时以10分钟为一组，最好每天都进行锻炼。

（2）中等强度的运动包括快步走、慢速骑自行车、慢速游泳、划船、排球、羽毛球等。高强度的运动包括快速骑自行车、耕种、登山、跳绳、武术、竞走、慢跑、篮球、足球、快速游泳等。抗阻运动是一种对抗阻力的运动，也就是我们常提起的器械等锻炼。主要目的是训练人体的肌肉，传统的抗阻力训练有俯卧撑、哑铃、杠铃等项目。

（3）对于乳腺癌患者，游泳、慢跑、步行、骑自行车、健身操、非激烈性的舞蹈、家用健身器材等比较温和的运动较适宜。其中，游泳运动需借助水的浮力和阻力，可改善身体的灵活性和力量，让全身得到锻炼，特别是蛙泳，它的运动幅度及姿势对乳腺癌患者的康复很有益处。

（4）根据治疗阶段，调整运动方式和强度。手术前可适度增加有氧运动，增强心肺功能，增强体质，但应注意避免到人多的地方，避免感染；手术后应坚持运动，但可以降低强度，特别要注意手术区域和引流区域的保护，避免牵拉、碰撞；化疗或内分泌治疗期间主要是调整身体，养成良好的生活习惯，在适应治疗周期后逐步增加锻炼时间和强度，特别是接受内分泌治疗的患者，锻炼对预防和减轻骨质疏松很有益处；接受放疗、化疗和靶向治疗的患者要注意如果出现心血管不良反应，就需要减轻运动强度，避免意外发生。

171. 乳腺癌患者应如何调整和保持良好的睡眠习惯？有哪些有助于改善睡眠质量的方法和建议？

乳腺癌患者的睡眠质量可能受到癌症本身、癌症的治疗、心理和社会因素等的影响，导致睡眠障碍，如失眠、打鼾、呼吸暂停等。睡眠障碍会影响患者的免疫力、情绪、生活质量等，因此需要及时评估和改善。以下是一些有助于改善睡眠质量的方法和建议。

（1）调整作息时间。乳腺癌患者应该养成良好的睡眠习惯和作息规律，尽量保证每天7～8小时的睡眠时间，避免过度卧床、白天打盹、晚上熬夜等。在睡前应该避免剧烈运动、观看刺激性的电视节目、饮用兴奋性的饮料等，以免影响入睡。在睡前可以做一些放松的活动，如听音乐、阅读、冥想等，以缓解压力和紧张。

（2）改善睡眠环境。乳腺癌患者应该选择一个安静、舒适、干净、温暖的睡眠环境，避免噪声、光线、温度等的干扰。可以使用窗帘、耳塞、眼罩、空调等工具来改善睡眠环境。睡眠用品也应该选择适合自己的枕头、被子、床垫等，以保证睡眠的舒适度。

（3）解除癌症相关症状。乳腺癌患者的睡眠质量可能受到癌症本身或癌症治疗引起的症状的影响，如疼痛、恶心、呕吐、疲劳、贫血、更年期症状等。这些症状会影响患者的身体舒适和心理状态，导致睡眠障碍。因此，患者应该根据医生的指导，使用相应的药物或非药物治疗，以减轻或消除这些症状的影响。例如，患者可以使用镇痛药、抗生素、补血药、抗抑郁药、激素替代疗法等药物，或者使用按摩、热敷、冷敷、针灸、食疗等非药物治疗。

（4）接受心理和行为治疗。乳腺癌患者的睡眠质量可能受到癌症诊断和治疗带来的心理压力和负面情绪的影响，如焦虑、抑郁、恐惧、孤独、悲观等。这些情绪会影响患者的神经内分泌系统的平衡，导致睡眠障碍。因此，患者应该接受心理和行为治疗，以改善心理状态和情绪调节。例如，患者可以接受心理咨询、认知行为疗法、放松训练、生物反馈、催眠疗法等心理和行为治疗，或者寻求家庭、朋友、社会的支持和帮助。

172. 乳腺癌患者服用保健品或补品能否改善疲劳？

乳腺癌患者的疲劳也可以通过一些保健品或补品来改善，如瓜拉那提取物和富含全谷物、ω-3脂肪酸、水果和蔬菜的饮食。但是，这些保健品或补品的效果和安全性还需要更多的研究来证实，因此在使用之前，最好先咨询医生的意见。

173. 乳腺癌治疗中和治疗后会出现哪些情绪困扰？

乳腺癌治疗中和治疗后，患者可能会出现各种情绪困扰，如焦虑、抑郁、恐惧、愤怒、无助、孤独、内疚、自卑等。这些情绪困扰可能会影响患者的生活质量、治疗依从性、疾病进展和预后。

174. 如何评估和记录乳腺癌患者情绪困扰程度？

评估和记录乳腺癌患者情绪困扰程度的方法有多种，如使用量表、问卷、访谈、日记等。其中，一种常用的方法是使用痛苦量表进行评估。这是一种简单而有效的工具，可以帮助患者和医疗团队了解患者的情绪状况和可能的困扰原因。

（1）痛苦量表是一个0～10的刻度，让患者选择一个数字来表示他们在过去1周内，包括当天，感受到的痛苦程度。其中，0表示没有痛苦，10表示最大的痛苦。一般来说，如果患者的分数在4或以上，就意味着他们有中度到高度的痛苦，需要医疗团队进一步了解和提供帮助。

（2）问题清单是一个包含了常见问题的列表，这些问题涉及身体、情绪、活动、家庭、社会或精神等方面。让患者选择是或否来表示这些问题是否在过去1周内成为他们痛苦的原因。这样可以帮助医疗团队知道患者需要什么样的帮助。

175. 有哪些有效的方法可以帮助乳腺癌患者缓解情绪困扰？

有一些有效的方法可以帮助乳腺癌患者缓解情绪困扰，具体介绍如下。

（1）认知行为疗法：是一种心理治疗的方法，可以帮助患者改变不合理的思维和负面的情绪，学习更有效的应对策略，提高自信和自尊。

（2）正念减压：是一种结合了冥想、瑜伽、呼吸和身体感知的训练，可以帮助患者专注于当下的体验，减少对过去和未来的担忧，增强对自身和环境的接纳和适应。

（3）自我管理：是一种让患者主动参与自己健康的方法，可以帮助患者设定目标、制订计划、监测进展、解决问题、寻求支持、评估效果等，从而提高患者的自我效能和生活质量。

（4）运动：是一种增强身体和心理健康的方法，可以帮助患者改善体力、体重、睡眠、情绪、免疫等，减少疲劳、焦虑、抑郁等，甚至可能延长生存期。

（5）药物：是一种在必要时使用的方法，可以帮助患者缓解严重的情绪困扰，如抗焦虑药或抗抑郁药等，但是需要在医生的指导下使用，注意剂量和副作用。

176. 乳腺癌患者一想到化疗就感到恶心，甚至想到医院就会恶心，这个问题如何解决？

有一些有效的方法可以帮助乳腺癌患者缓解预期性恶心，具体介绍如下。

（1）药物治疗：在化疗开始之前，服用一些抗恶心药物，如奥丹司琼或阿普雷洛等，可以预防或减轻预期性恶心。但是，这些药物需要在医生的指导下使用，注意剂量和不良反应。

（2）心理治疗：使用一些心理治疗的方法，如认知行为疗法或正念减压等，可以帮助患者改变不合理的思维和负面的情绪，学习更有效的应对策略，提高自信和自尊。这些方法可以在专业的心理咨询师的帮助下进行，也可以通过一些网络或手机应用程序自行练习。

（3）其他治疗方法：使用一些非药物的方法，如针灸、按摩、催眠、音乐疗法、导引放松、冥想等，可以帮助患者放松身心，减少焦虑和恐惧，增强对化疗的信心和积极性。这些方法可以在专业的治疗师的指导下进行，也可以通过一些书籍或视频自行学习。

177. 乳腺癌患者术后应怎样面对镜子里的“自己”？

乳腺癌患者术后面对镜子里的“自己”可能是一种很困难的挑战，因为他们可能会对自己的身体形象感到不满意或不自信，这可能会影响他们的自尊、情绪和性生活。因此，乳腺癌患者术后应该怎样面对镜子里的“自己”呢？以下是一些可能有用的建议。

（1）接受自己的身体变化：乳腺癌患者术后应该意识到自己的身体变化是正常的，是癌症治疗的结果，而不是自己的过错或缺陷。应该尊重自己的身体，感谢它帮助自己战胜了癌症，而不是批评或否定它。应该试着用一种更积极和客观的方式来看待自己的身体，而不是用一种过于苛刻和主观的方式。

（2）寻求专业的帮助：乳腺癌患者术后如果感到自己的身体形象问题很严重，影响了日常生活和幸福感，应该寻求专业的帮助，如心理咨询、认知行为疗法、正念减压等。这些方法可以帮助患者改变不合理的思维和负面的情绪，学习更有效的应对策略，提高自信和自尊。

（3）寻找社会的支持：乳腺癌患者术后应该寻找社会的支持，如家人、朋友、医生、护士、志愿者、同伴等。应该与他们分享自己的感受和困惑，寻求他们的理解和鼓励，而不是孤立或隐瞒自己。也可以参加一些乳腺癌患者的支持团体或活动，与其他有类似经历的人交流和互助，从而减少自己的孤独感和压力。

（4）关注自己的整体：乳腺癌患者术后应该关注自己的整体，而不是只关注自己的身体部分。应该意识到自己的身体只是自己的一部分，而不是自己的全部。应该认识到自己还有许多其他的优点和特质，如智慧、才华、善良、勇敢等，这些都是构成自己的重要元素。应该培养自己的兴趣和爱好，发展自己的技能和潜能，提高自己的生活质量和幸福感。

178. 患者术后总担心肿瘤复发或转移，心理压力很大，怎么办？

这是一种常见的情绪反应，也是许多乳腺癌病友共同面临的挑战，有一些有效的方法可以帮助患者缓解这种恐惧。

（1）认识和表达自己的情绪：可以与信任的人，如家人、朋友、医生、心理咨询师等，分享自己的感受和担忧，寻求他们的理解和支持。还可以通过一些其他的方式来表达自己的情绪，如写日记、画画、唱歌等。

（2）继续积极的医疗护理：应该按照医生的建议，定期进行复查和随访，这样可以及时发现和处理任何可能的问题，也可以让自己更放心和安心。也可以与医生讨论复发和转移的风险和预防措施，了解具体情况和可能性。

（3）重拾对自己身体的控制感：可以通过一些健康的生活方式来增强身体和心理健康，比如均衡的饮食、适量的运动、充足的睡眠等。也可以通过一些放松的方法来减轻压力和紧张，如瑜伽、冥想、呼吸、按摩等。

（4）专注于享受生活：应该意识到生活不仅仅是癌症，还有许多其他的方面和价值，如家庭、工作、爱好、梦想等。应该尽量做一些喜欢和感兴趣的事情，给自己一些乐趣和快乐，而不是总是担心和害怕。

179. 乳腺癌患者经常担心女儿也会得乳腺癌，这个担心有必要吗？如何应对？

乳腺癌患者担心女儿也会得乳腺癌是一种非常正常的情绪反应，因为乳腺癌确实有一定的遗传因素，如果母亲患有乳腺癌，女儿的患病风险会比一般人高一些。但是，这并不意味着女儿一定会得乳腺癌，因为乳腺癌的发生还受到许多其他的因素的影响，如年龄、生活方式、环境等。

乳腺癌患者如果想要了解自己和女儿的乳腺癌风险，可以与医生进行遗传咨询和检测，看看自己是否携带一些与乳腺癌相关的基因变异，如BRCA1或BRCA2等。这些基因变异是一种罕见的遗传因素，只占乳腺癌的5%～10%。如果携带这些基因变异，女儿的乳腺癌风险会比一般人高很多，但是也不是100%。如果不携带这些基因变异，女儿的乳腺癌风险会比一般人稍高，但是也不是很高。

乳腺癌患者如果想要缓解对女儿的担忧，可以采取以下一些措施。

（1）乳腺癌患者可以与女儿坦诚地谈论自己的病情和担忧，让女儿知道自己的感受和想法，也了解女儿的感受和想法。这样可以增进母女之间的信任和理解，也可以减少彼此的恐惧和焦虑。

（2）乳腺癌患者可以向医生咨询自己和女儿的乳腺癌风险，了解一些预防和检测的方法，如定期进行乳腺自查、乳腺超声、乳腺X线等。这样可以及时发现和处理任何可能的问题，也可以让自己和女儿更放心和安心。

（3）乳腺癌患者如果感到自己的担忧很严重，影响了自己的日常生活和幸福感，可以寻求专业的帮助，如心理咨询、认知行为疗法、正念减压等。这些方法可以帮助患者改变不合理的思维和负面的情绪，学习更有效的应对策略，提高自信和自尊。

180. 乳腺癌患者口服内分泌治疗药物出现更年期症状，如何管控自身情绪？

乳腺癌患者口服内分泌治疗药物，如他莫昔芬或芳香化酶抑制剂，是一种常用的治疗方法，可以阻止雌激素刺激癌细胞的生长。乳腺癌患者口服内分泌治疗药物的一个常见不良反应是出现更年期症状，如潮热、盗汗、失眠、情绪波动、性欲减退、阴道干涩等。这些症状可能会影响患者的生活质量和心理健康。乳腺癌患者口服内分泌治疗药物出现更年期症状，如何管控自身情绪呢？以下是一些可能有用的建议。

（1）寻求专业的帮助：乳腺癌患者如果感到自己的情绪困扰很严重，影响了日常生活和幸福感，可以寻求专业的帮助，如心理咨询、认知行为疗法、正念减压等。这些方法可以帮助患者改变不合理的思维和负面的情绪，学习更有效的应对策略，提高自信和自尊。

（2）寻找社会的支持：乳腺癌患者可以寻找社会的支持，如家人、朋友、医生、护士、志愿者、同伴等。与他们分享自己的感受和困惑，寻求他们的理解和鼓励，而不是孤立或隐瞒自己。也可以参加一些乳腺癌患者的支持团体或活动，与其他有类似经历的人交流和互助，从而减少自己的孤独和压力。

（3）关注自己的整体：乳腺癌患者应该关注自己的整体，而不是只关注自己的身体部分。应该意识到自己的身体只是自己的一部分，而不是自己的全部。应该认识到自己还有许多其他的优点和特质，如智慧、才华、善良、勇敢等，这些都是构成自己的重要元素。应该培养自己的兴趣和爱好，发展自己的技能和潜能，提高自己的生活质量和幸福感。

181. 乳腺癌患者治疗后可以恢复正常性生活吗？应该采用哪些避孕措施？

乳腺癌患者治疗后可以恢复正常性生活，但是可能需要一些时间和调整，因为乳腺癌本身和其相关治疗可能会影响患者的性欲、性功能和性自尊。患者可能会出现一些性生活的困难，如阴道干涩、疼痛、更年期症状、身体形象问题等。但需要注意以下几个问题。

（1）与医生沟通：在恢复性生活前，最重要的是与医生讨论自己的具体情况。医生可以根据治疗历史和当前的健康状况提供个性化的建议。

（2）身体恢复：治疗后的身体可能需要时间来恢复。某些治疗，如手术、放疗或化疗，可能会影响性欲或性功能。在一些情况下，可能需要一段时间才能重新适应性生活。

（3）情绪支持：乳腺癌的治疗和恢复过程可能对情绪造成影响。心理支持和与伴侣的沟通对于恢复性生活非常重要。

乳腺癌患者治疗后应该采用一些不含激素的避孕措施，如避孕套、子宫内节育器（不含激素的）、避孕膜等。这是因为一些含有激素的避孕方法，如避孕药或避孕环（含激素的），可能会轻微增加乳腺癌的风险。患者应该与医生讨论自己的避孕选择，选择最适合自己的方法。

182. 乳腺癌患者术后乳房缺失，应该怎样面对配偶？

乳腺癌患者术后乳房缺失可能会影响患者的身体形象、自尊、情绪和性生活，这可能会给患者和配偶的关系带来一些挑战和压力。每对伴侣的情况都不同，重要的是找到适合自己和伴侣的方式。记住，乳房缺失并不减少作为伴侣的价值，而患者和伴侣可以一起找到新的方式来适应和加强伴侣关系。乳腺癌患者术后面对配偶，应该采取以下一些措施。

（1）开放沟通：与配偶进行坦诚的沟通至关重要。分享自己的感受、担忧和期望可以帮助伴侣更好地理解自己的情绪和需要。

（2）情感支持：在这个过程中，互相的支持非常重要。试着一起探讨和适应这些变化，互相提供情感上的支持和理解。乳腺癌患者应该与配偶坦诚地谈论自己的病情、感受、担忧和需求，让配偶知道自己的想法和感受，也了解配偶的想法和感受。这样可以增进夫妻之间的信任和理解，也可以减少彼此的恐惧和焦虑。

（3）接受身体形象：乳腺癌手术后的身体形象变化可能会影响自信心。与配偶一起生活，学习接受新的身体形象，并找到新的方式来感受和表达爱意。乳腺癌患者如果感到自己的身体形象或性生活问题很严重，影响了自己和配偶的关系和幸福感，可以寻求专业的帮助，如心理咨询、性疗等。这些方法可以帮助患者和配偶改善自己的身心状态，学习更有效的应对策略，提高自信和自尊。

（4）寻求专业帮助：如果需要，可以寻求心理健康专业人士的帮助。心理治疗师可以帮助患者处理身体形象的问题，以及与配偶的沟通和情感联系。

（5）探索替代方案：如果感兴趣，可以探索假体或重建手术等替代方案。但这完全是个人选择，应根据自己的舒适度和需要来决定。

（6）共同活动：参与共同的活动或兴趣可以帮助加强患者与伴侣之间的联系，这些活动可以是非性质的，如一起散步、看电影或共同爱好。

（7）保持亲密关系：亲密关系不仅仅是性关系，拥抱、亲吻、手牵手等形式的身体接触同样重要，可以帮助保持亲密感。

183. 乳腺癌患者经常出现哪些类型的性功能障碍？对性生活没有兴趣怎么办？

乳腺癌患者可能会因为疾病本身、治疗、心理状态等多种因素，遇到不同类型的性功能障碍。常见的性功能障碍如下。

（1）性欲下降：由于激素变化、疲劳、压力或治疗的副作用，乳腺癌患者可能会经历性欲下降。

（2）阴道干涩：某些乳腺癌治疗，如激素治疗，可能导致阴道干涩，从而使性生活变得不舒适。

（3）疼痛或不适：手术和放疗等治疗可能会导致乳房或其他身体部位的疼痛，影响性生活。

（4）心理因素：乳腺癌的诊断和治疗可能导致焦虑、抑郁或自尊心问题，这些都可能影响性功能。

如果您对性生活没有兴趣，以下是一些建议。

（1）心理支持：考虑寻求心理健康专家的帮助，如心理治疗师或性治疗师，以帮助处理与癌症诊断相关的情绪问题。

（2）探索新的亲密方式：与伴侣一起探索非性质的亲密表达方式，如拥抱、亲吻或其他形式的身体接触。

（3）改变生活方式：采用健康的生活方式，如均衡饮食、适量运动和充足睡眠，有助于提高整体健康，从而可能增加对性生活的兴趣。

（4）耐心和理解：对自己和伴侣保持耐心，理解性欲和性功能可能需要时间恢复。

（5）沟通与教育：与伴侣保持开放和诚实的沟通，共同学习有关乳腺癌如何影响性功能的信息。

每个人的情况都是独一无二的，找到适合自己的解决方案可能需要时间和实验。重要的是，不要因为性功能障碍而感到羞耻或孤立，很多人都经历过类似的挑战，并找到了应对的方法。

184. 乳腺癌患者的性生活会增加肿瘤的复发或转移风险吗?

乳腺癌复发是指治疗后癌细胞再次增殖的情况，这可能发生在初始治疗数月或数年后，可能出现在最初癌症的部位（局部复发），或者扩散到身体其他部位（远处复发）。但是，目前没有具体证据表明性生活会直接增加乳腺癌复发或转移的风险。

乳腺癌患者的性生活通常不会增加肿瘤复发或转移的风险。性活动是一种正常的生理活动，对大多数乳腺癌患者来说是安全的。事实上，保持健康的性生活可以提高生活质量，有助于情绪稳定和身体健康。

乳腺癌患者在治疗后可以进行正常的性生活，并且性生活不会导致病情复发或转移。实际上，适度的性生活对于乳腺癌患者来说可能有益，它可以帮助维持内分泌的平衡，提升免疫功能，还有助于增强患者战胜疾病的信心。

需要注意的是，在治疗后乳腺癌患者中高达90%被诊断为性功能障碍，这可能与治疗相关，而且随着治疗时间的延长这种情况可能更加明显。所以，虽然性生活本身不会增加复发风险，但患者可能会因为治疗相关的并发症而经历性功能上的困扰。

总之，乳腺癌患者在医生的指导下可以维持正常的性生活，而且适当的性活动对身心健康是有益的。如果有任何关于性生活和健康的疑问，建议咨询主治医生或专业健康顾问以获得个性化指导和建议。

185. 乳腺癌患者康复后还能怀孕吗？怀孕会不会增加肿瘤复发风险？

乳腺癌患者康复后怀孕的可能性是有的，但是需要根据个人的病情、治疗方案、生育意愿等因素，进行综合评估和咨询，制订合理的计划。

乳腺癌患者康复后怀孕是否会增加肿瘤复发风险，目前没有明确的证据提示有这样的关系，反而有一些研究表明，怀孕对乳腺癌患者的预后有改善作用，能够降低死亡风险。

乳腺癌患者康复后怀孕的时间，一般建议在治疗结束后至少2年再怀孕，这是为了让身体彻底恢复，也是为了度过复发的高峰期。但是，对于不需要放化疗的患者，怀孕时间可以酌情提前。

乳腺癌患者康复后怀孕的方法，可以采用自然受孕或者辅助生殖技术，但是需要注意避免一些药物的影响，如他莫昔芬、赫赛汀等，这些药物可能会对胎儿造成不良影响，所以需要停用一段时间后再怀孕。

乳腺癌患者康复后孕育的后代，目前没有发现和普通人群相比有明显的生理和精神发育的差异，也就是说，乳腺癌患者的后代也是健康的。

综上所述，乳腺癌患者在康复后生育是有可能的，并且在多数情况下不会增加肿瘤复发的风险。但是，每个患者的情况都是独特的，因此在做出决定之前，应该与医生详细讨论自己的具体情况，并进行全面评估。如果有生育打算，建议在备孕前咨询乳腺专科和妇科医生对病情及卵巢功能状态进行评估后再怀孕。

186. 乳腺癌患者服用内分泌治疗药物后，觉得自己不像女人了怎么办？

乳腺癌患者服用内分泌治疗药物的一个常见不良反应是出现更年期症状，如潮热、盗汗、失眠、情绪波动、性欲减退、阴道干涩等。这些症状可能会影响患者的身体形象、自尊、情绪和性生活。

如果觉得自己不像女人了，建议采取以下一些措施。

（1）乳腺癌患者应该意识到自己的身体变化是正常的，是癌症治疗的结果，而不是自己的过错或缺陷。应该尊重自己的身体，感谢它帮助自己战胜了癌症，而不是批评或否定它。应该试着用一种更积极和客观的方式来看待自己的身体，而不是用一种过于苛刻和主观的方式。

（2）乳腺癌患者如果感到自己的身体形象或性生活问题很严重，影响了自己的日常生活和幸福感，可以寻求专业的帮助，如心理咨询、性疗等。这些方法可以帮助患者改善自己的身心状态，学习更有效的应对策略，提高自信和自尊。

（3）乳腺癌患者应该认识到自己还有许多其他的优点和特质，如智慧、才华、善良、勇敢等，这些都是构成自己的重要元素。应该培养自己的兴趣和爱好，发展自己的技能和潜能，提高自己的生活质量和幸福感。

187. 乳腺癌患者可能会出现哪些身体形象的问题？

（1）乳腺癌患者可能需要接受乳房切除术或保乳手术，这会导致乳房的缺失或变形。这可能会影响患者的女性特征、美感和对称性，让患者感到不完整或不自信。

（2）部分乳腺癌患者可能需要接受化疗，会导致头发的脱落，这可能会影响患者的外貌、个性和风格，让患者感到不舒服或不自然。

（3）乳腺癌患者可能需要接受内分泌治疗，导致更年期症状，如潮热、盗汗、失眠、情绪波动、性欲减退、阴道干涩等，这可能会影响患者的身体舒适、心理平衡和性生活，让患者感到不满意或不像女人。

总之，乳腺癌患者可能会因为治疗或其他原因而出现体重的增加或减少。这可能会影响患者的健康、体型和穿衣，让患者感到不适应或不自在。

188. 乳腺癌患者应该如何通过提高自信树立和保持积极的自我形象？

自信和自我形象对于乳腺癌患者的身心健康和生活质量都很重要。乳腺癌患者可能会经历各种复杂的情绪，如悲伤、焦虑、恐惧、愤怒、无助、孤独、内疚、自卑等。这些情绪是正常的，但是如果不加以处理，可能会影响患者的自信和自我形象。因此，患者应该试着给自己的情绪一个名字，这样可以更好地理解和应对它们。患者也可以与信任的人，如家人、朋友、医生、心理咨询师等，分享自己的感受和担忧，寻求他们的理解和支持。患者还可以通过一些其他的方式来表达自己的情绪，如写日记、画画、唱歌等。乳腺癌本身和其治疗可能会导致患者的身体发生一些变化，如乳房缺失或变形、头发脱落、体重变化等。这些变化可能会影响患者的女性特征、美感和对称性，让患者感到不完整或不自信。但是，患者应该意识到自己的身体变化是正常的，是癌症治疗的结果，而不是自己的过错或缺陷。患者应该尊重自己的身体，感谢它帮助自己战胜了癌症，而不是批评或否定它。患者应该试着用一种更积极和客观的方式来看待自己的身体，而不是用一种过于苛刻和主观的方式。

189. 什么是义乳？义乳的作用是什么？

义乳，又称人工乳房、假乳房，是针对乳腺癌患者乳房切除手术后的替代品（假肢的一种，区别于成人用品，为手术康复品），义乳常用材质是医用硅胶。义乳的重量、手感均接近自身乳房，能很好地帮助女性恢复生活自信，重拾失乳女性风采。同时，义乳能科学地平衡身体，避免因失乳而引发的脊柱侧凸、颈背部疼痛和肩膀倾斜等常见后遗症。另外，义乳的弹性可以缓解和防止外力对胸部冲撞，起到一定保护作用。

190. 如何选择适合自己的义乳？如何佩戴义乳？

义乳使用的材料大多为医用硅胶，它们柔软度、密度都和正常乳房非常相近，佩戴后的感觉、移动也很自然。根据患者手术部位和身材的不同，义乳分为许多类型。由于义乳的作用是维持重量以及恢复曲线外观的，因此，不同类型的义乳，不仅重量不一样，穿戴后的效果也不尽相同。

可结合以下4个方面选择合适的义乳：根据术式、左右侧等因素选择不同规格。根据对侧乳房大小、形态来选择不同规格。确定适合自己文胸尺寸的义乳。结合自身的身高、体重综合因素。

那么如何佩戴义乳呢？先将义乳用专用保护罩套好。将装好保护罩的义乳套入文胸夹层中。如果正常一侧不够丰满，请加配海绵模杯，调整两侧对称。以平时正常穿戴文胸方式调节松紧即可。见图6。

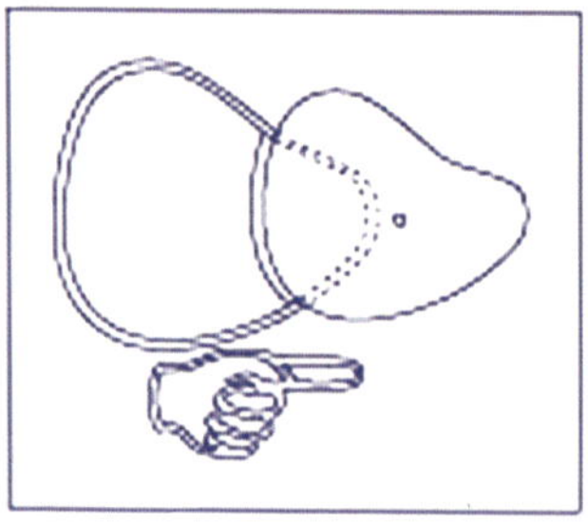

①先将义乳用专用保护置套好

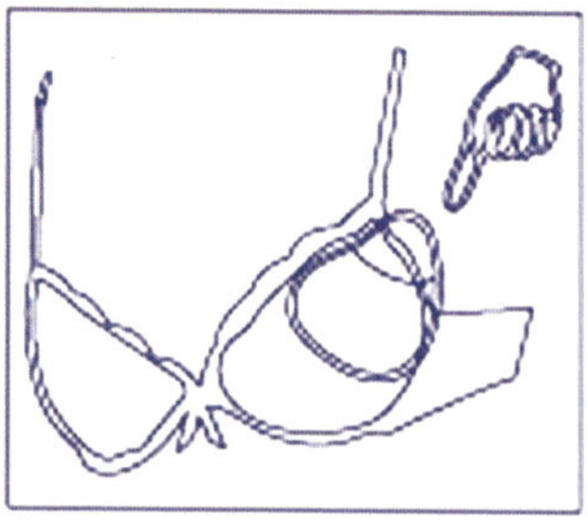

②将装好保护置的义乳套入文胸夹层中

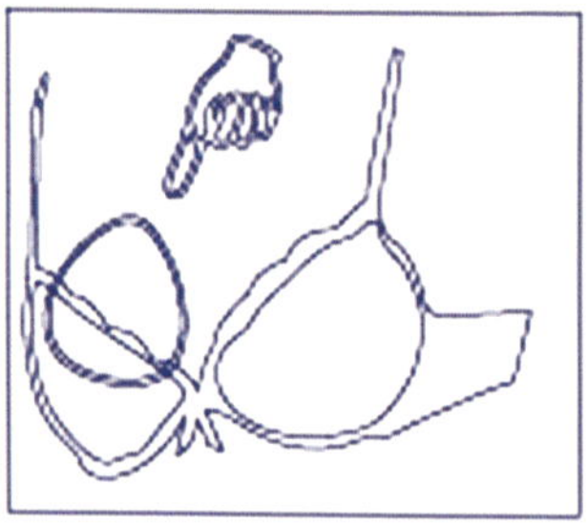

③如果正常一侧不够丰满，请加配海绵模杯，调整两侧对称

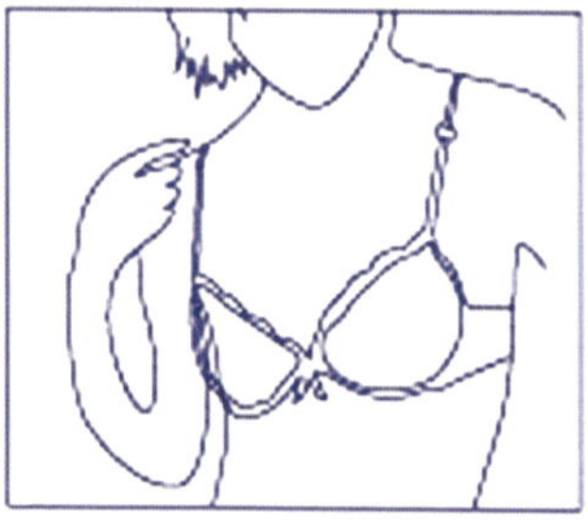

④以平时正常穿戴文胸方式调节松紧即可

图6　义乳穿戴方法

191. 义乳如何保养？义乳需要定期更换吗？

一般来讲硅胶义乳建议使用3～5年，但如果保养较好，无破损、变形，可使用更长时间。义乳平时保养有以下几点需要注意。

（1）用清水冲洗，水温40℃以下为宜。

（2）平放至阴凉处，不要将义乳放在太阳下暴晒或放置高温处，晾干后及时收好放回义乳包装盒内，防止变形。

注意事项：

（1）不能把义乳的薄膜揭掉。

（2）尽量配合义乳保护套佩戴，防止尖锐物品损坏义乳。万一不慎被刺破保护膜，立即用医用胶布封贴破口处。

（3）不能用力挤压、揉搓义乳，微孔义乳严禁外掰。

（4）义乳表面如有污垢要用清水冲洗、软布擦干即可，严禁放入洗衣机清洗。

（5）不佩戴义乳时，应将义乳装入原包装内平放，以防止变形损坏。

192. 戴文胸（胸罩）会引发乳腺癌吗？佩戴文胸的原则是什么？

目前还没有明确资料显示戴文胸（胸罩）会引起乳腺癌。乳腺癌是一种与肥胖、生活方式、精神因素、遗传因素等多因素有关的疾病。佩戴不合适的文胸的确能够导致乳房皮肤擦伤、乳房疼痛等症状，从而会引发不适，建议选择合适型号、材质舒适的面料的文胸。佩戴文胸的原则有以下几点。

（1）大小、松紧要合适，以不管是挺立、弯腰还是做其他运动，都能活动自如为原则。

（2）选购款式要注意合体、舒适，以有益乳房保健为原则。

（3）胸罩的质地尽量选择透气性好的纯棉材料。

（4）佩戴时间不宜过长，睡眠时务必摘掉胸罩，避免胸部持续受裹。

193. 乳腺癌患者能使用护肤品吗？乳腺癌患者如何选择化妆品？

护肤品可以防止女性皮肤的干燥，维持肤色，乳腺癌患者可以适度选用护肤品，宜选用一些天然植物的护肤品，不要用含有激素的护肤品。内科治疗后患者皮肤比较敏感，因此宜选用低致敏性、无刺激、气味小的护肤品和化妆品。购买前可以试妆，在前臂内侧皮肤比较敏感的地方试妆，试过以后再购买。晚间要将彩妆使用卸妆油卸掉，将皮肤清洗干净后用护肤品保持皮肤的滋润。

194. 乳房切除手术后的患者还能回到工作岗位吗？如何面对单位同事？

乳房切除手术后的恢复时间因人而异，一般需要3～4周，但有些人可能需要更长的时间。患者应该根据自己的身体和心理状况，以及工作的性质和要求，决定何时返回工作。患者可以与医生和领导沟通，了解自己的工作能力和限制，以及工作的调整和安排。乳腺癌手术后患者返回工作单位，可以与同事进行回归工作的交接，让同事们知道自己已经准备好恢复工作职责，尤其是患者在手术期间减少了工作时间或交接了工作项目。这也是一个让同事知道自己是否愿意谈论乳腺癌的好机会。患者可以根据自己的喜好，选择是否和同事分享自己的经历和感受，或者避免涉及乳腺癌的话题。

手术后返回工作，患者可能会面临一些工作压力和挑战，如工作量、工作效率、工作关系等。患者应该积极管理工作压力和设定界限，给自己一些休息和放松的时间，做瑜伽、散步、呼吸或冥想等。患者也应该与领导和同事沟通，让他们了解自己的需求和困难，寻求他们的理解和支持。

195. 乳腺癌治疗后什么时候可以返回工作？返回工作的条件是什么？

乳腺癌治疗后返回工作的时间，主要取决于患者的个体情况，包括手术方式、治疗方案、伤口愈合情况、身体状况、心理状况、工作性质等。一般来说，乳腺癌手术后，伤口愈合需要半个月左右，如果没有并发症或其他治疗，可以在这个时候恢复正常的生活和工作。但如果需要进行放疗、化疗、内分泌治疗等，可能需要更长的时间，甚至需要3个月左右才能完全康复。因此，患者应该根据自己的具体情况，与医生沟通，制订合适的随访计划和康复计划，确定最佳的返回工作时间。

乳腺癌治疗后返回工作的条件，主要包括以下几点：①伤口愈合良好，没有感染或出血等并发症；②身体状况良好，没有明显的疲劳、恶心、呕吐、腹泻、发热等症状；③心理状况稳定，没有明显的焦虑、抑郁、恐惧等情绪；④工作性质适合，没有过度的体力或精神负担，没有过敏或有害的物质接触，没有过度的压力；⑤工作环境舒适，有良好的通风、采光、温度、湿度等，有足够的休息和饮食保障。

196. 乳腺癌患者返回工作岗位后应当如何进行心理调适?

乳腺癌患者返回工作岗位后，可能会面临一些心理上的挑战，如工作压力、同事关系、自我形象、复发担忧等，这些都可能影响患者的心理健康和生活质量。因此，患者需要进行有效的心理调适，以提高自己的心理适应能力和工作满意度。

乳腺癌患者返回工作岗位后的心理调适，可以采用以下一些方法。

（1）制订合理的工作计划，根据自己的身体状况和能力，安排适当的工作量和休息时间，避免过度劳累或无所事事。

（2）保持良好的沟通，与领导、同事、家人、朋友等建立信任和支持的关系，表达自己的需求和感受，寻求帮助和理解，避免孤立和误解。

（3）培养积极的心态，认识和接受自己的身体变化，重拾自信和自尊，把注意力转移到自己的优点和成就上，而不是缺陷和失败上。

（4）学习放松和应对技巧，如深呼吸、冥想、瑜伽、音乐、阅读等，以缓解工作压力和情绪波动，增强自我控制和情绪调节能力。

（5）寻求专业的心理咨询和治疗，如有必要，可以向心理医生或心理咨询师咨询，接受心理评估和干预，如认知行为疗法、团体治疗、心理药物等，以改善心理症状。

197. 乳腺癌患者如何争取与维护自己的权益和利益?

乳腺癌患者应该了解自己的病情和治疗方案，与医生充分沟通，明确自己的治疗目标和期望，参与自己的治疗决策，维护自己的知情同意权和选择权。乳腺癌患者应该享受国家和社会提供的各种优惠政策和保障措施，如医保报销、减免税费、免费筛查、心理咨询、康复服务等，减轻自己的经济负担和心理压力。乳腺癌患者可以加入乳腺癌患者的互助团体或微信群，与其他有相似经历的患者交流，相互鼓励，相互支持，共同维护自己的合法权益和利益，也可以向专业的法律机构或人士寻求帮助，如遇到就业歧视、家庭暴力等问题。乳腺癌患者应该关注自己的身心健康，保持健康的生活方式和乐观的心态，积极参与自己的康复和随访，及时发现和处理可能出现的并发症或伴随疾病，提高自己的生活质量和幸福感。

198. 阻碍乳腺癌患者回归社会的相关因素有哪些?

阻碍乳腺癌患者回归社会的相关因素，主要包括以下几方面。

（1）身体因素：如手术创伤、化疗或内分泌治疗的副作用、乳房缺失或变形等，可能会影响患者的身体功能和外观，导致患者感到疲劳、疼痛、不适或自卑。

（2）心理因素：如对疾病的恐惧、对复发的担忧、对生活的失望或绝望等，可能会影响患者的情绪和认知，导致患者出现焦虑、抑郁、自责或自杀等。

（3）社会因素：如工作压力、同事关系、家庭支持、社会歧视等，可能会影响患者的社会角色和社会地位，导致患者出现孤立、冲突、隔离或歧视等。

针对这些因素，乳腺癌患者可以采取一些措施，以促进自己的康复和回归社会，例如，积极配合医生的治疗和随访，及时发现和处理可能出现的并发症或伴随疾病，保持健康的生活方式和乐观的心态，提高自己的生活质量和幸福感。

寻求专业的心理咨询和支持，与心理医生或心理咨询师沟通，表达自己的情绪和需求，学习有效的放松和应对技巧，增强自己的心理韧性和适应能力。

加入乳腺癌患者的互助团体或社区，与其他有相似经历的患者交流，相互鼓励，相互支持，共同维护自己的合法权益和利益。如遇到医疗纠纷、就业歧视、家庭暴力等问题，也可以向专业的法律机构或人士寻求帮助。

重视自己的外在形象和内在美，可以通过佩戴义乳、化妆、穿着漂亮的衣服、戴上饰品等方式，来提升自己的外表，增加自己的自信和自豪，也可以选择乳房重建手术，恢复乳房的完整和美观。

199. 乳腺癌患者被同事或者邻居询问应该怎样面对?

乳腺癌患者被同事或邻居询问时应如何面对，这是一个常见且重要的问题，以下是几个建议。

（1）正确的心态：乳腺癌患者应认识到自己是勇敢的战士，不是可怜的受害者。乳腺癌不是不治之症，而是可以通过规范治疗和管理获得长期生存和高质量生活的慢性病。患者应树立自信和自尊，不应因乳房的缺失或变形、化疗带来的脱发、皮肤干燥等影响自我形象。

（2）合理的选择：乳腺癌患者应决定是否向同事或邻居透露自己的病情。这是个人的权利，没有绝对的对错。有些患者可能会觉得坦白自己的病情可以获得他人的理解和支持，减少孤独感和无助感，也可以避免误解和猜测。而有些患者可能觉得保持隐私可以避免他人的同情和怜悯，减少压力和负担，维持正常生活和工作。无论患者做出什么选择，都应尊重自己的感受和意愿，不被他人态度和言论左右。

（3）适当的方式：乳腺癌患者在回应同事或邻居的询问时，应选择合适的方式。如果选择透露病情，可以简介自己的诊断和治疗情况，表达乐观和信心，寻求帮助和支持。如果选择不透露，可以礼貌拒绝他人的询问，说自己只是身体不适，需要休息，或转移话题。无论如何，应保持友好和礼貌的态度，不因他人的好奇或关心而感到生气或冒犯。

200. 乳腺癌治疗后需要哪些类型的社会支持？社会支持的作用和意义是什么？

乳腺癌治疗后需要的社会支持，可以分为以下几种类型。

（1）医疗支持包括提供规范的治疗方案、随访服务、康复指导、药物补贴等，以保证患者的治疗效果和生活质量。

（2）心理支持包括提供专业的心理咨询、治疗、教育等，以帮助患者调整心理状态，克服恐惧、焦虑、抑郁等负面情绪，树立战胜疾病的信心和勇气。

（3）家庭支持包括提供生活照料、经济援助、情感关怀等，以满足患者的基本生活需求，增强患者的安全感和归属感，改善患者与家人的沟通和关系。

（4）社会支持包括提供法律保障、就业保障、教育培训、志愿服务等，以维护患者的合法权益和利益，促进患者的社会参与和社会融入，提升患者的社会地位和社会价值。

社会支持对乳腺癌治疗后的患者有着重要的作用和意义，主要表现在以下几个方面。

（1）社会支持可以提供患者所需的各种资源，如信息、知识、技能、物质、服务等，以帮助患者解决实际问题，改善患者的生活状况，降低患者的压力和负担。

（2）社会支持可以提供患者所需的各种情感，如关心、理解、鼓励、赞扬、尊重等，以帮助患者建立积极的自我评价，增强患者的自信和自尊，激发患者的内在动力和潜能。

（3）社会支持可以提供患者所需的各种互动，如交流、分享、合作、互助等，以帮助患者建立良好的人际关系，拓展患者的社会网络，增加患者的社会支持感和社会归属感。

（4）社会支持可以提供患者所需的各种反馈，如评价、建议、监督、奖惩等，以帮助患者监测和调整自己的行为和态度，促进患者的心理和行为的适应和改变，提高患者的心理和行为的效能和效果。

201. 乳腺癌治疗后如何从家人、朋友及其他乳腺癌病友等获取社会支持？

乳腺癌患者如何从不同渠道获取社会支持，以下是一些关键建议。

（1）从家人处获取社会支持：乳腺癌患者应与家人保持良好沟通，主动告知他们自己的病情、治疗进展、感受和需求。同时，应尊重和接受家人的关心和帮助，不拒绝或回避他们的关注和支持，也不因病情责怪或冷落他们。患者和家人应共同面对疾病，相互理解，相互鼓励，共同渡过难关。

（2）从朋友处获取社会支持：乳腺癌患者可根据意愿决定是否向

朋友透露病情。若选择坦白，可介绍诊断和治疗情况，表达乐观和信心，向朋友寻求帮助和支持，如家庭、工作、生活方面的帮助或参加运动、旅游等活动。若选择保密，可礼貌拒绝朋友的询问，说身体不适需要休息或转移话题。无论如何，应保持友好和礼貌的态度。

（3）从其他乳腺癌病友处获取社会支持：加入乳腺癌患者的互助团体或微信群，与其他有相似经历的患者交流，相互鼓励和支持。也可以向专业法律机构寻求帮助，应对医疗纠纷、就业歧视等问题。此外，通过网络平台或媒体了解其他乳腺癌病友的故事和经验，分享自己的故事和经验，给予他人信息和启发。

五、营养与饮食篇

202. 确诊乳腺癌后应如何调整饮食?

乳腺癌患者无需特殊饮食，注意平衡膳食、合理营养即可。

乳腺癌患者术前应确保热量和蛋白质的合理摄入，每餐含有一定量的优质蛋白质，如鸡、鸭、鱼、肉、牛奶、鸡蛋、大豆及制品等；提供能量的五谷杂粮；在此基础上还应多食用新鲜蔬菜和水果，摄入丰富的维生素和矿物质。一日三餐应合理搭配，为了能够保证患者更好的消化吸收，食物一定要做得细软，建议多采用蒸、煮、炖、焖等烹调方法。

手术后为了增强机体免疫力，促进伤口愈合，争取良好预后，应继续注意饮食调养，在合理膳食的基础上，适量增加高蛋白和高维生素（鸡、鸭、鱼、肉、蛋、奶、大豆及大豆制品、各种蔬菜、水果、坚果等）的食物。

进入康复阶段后，应在生活中建立良好的饮食习惯，做到以下几点。

（1）在保证营养需求的前提下有节制地饮食，多选用蔬菜、水果、豆类等植物性膳食；尽量吃粗加工的谷类，增加一部分薯类；可以经常食用具有防癌、提高机体免疫力作用的食物，如各种深色蔬菜及绿叶蔬菜、菇类、芦笋、洋葱、蒜苔、番茄、胡萝卜、牛蒡、十字花科类蔬菜（如卷心菜、西蓝花、甘蓝等）、多脂鱼（如鲑鱼、青鱼、鳕鱼、鳗鱼、金枪鱼、比目鱼等）、大豆及其制品、水果（如柑、橙、柚、紫色提子和葡萄、苹果、猕猴桃）等。

（2）坚持适当的体力活动和锻炼，保持健康的体重。

（3）不吸烟，不饮酒，食物宜清淡。

（4）用部分白肉（鸡、鸭、鱼、蛋、奶、豆腐等）替代红肉（猪、牛、羊肉等）的摄入。

（5）限制油炸、烧烤、腌制食品，选择橄榄油、亚麻籽油等作为日常烹调油的一部分。

总之，在漫长的抗癌道路上，营养支持治疗要贯穿整个疾病的治疗和康复中，建立科学的饮食观，调动机体的积极因素，维持良好的免疫力，这样有助于降低复发的概率，增强抗病能力，提高生活质量。

203. 新辅助化疗前或后进行手术，如何抓住营养调理的最佳时机？

乳腺癌患者无论是先化疗后手术，还是先手术后化疗，两次治疗之间都会相隔1个月左右。患者在治疗期间会出现不同程度的不良反应，尤其是消化道反应，如食欲减退、恶心、呕吐等，导致体质下降，进一步会增加营养不良的风险。因此，该间隔期的营养支持就显得格外重要。在这宝贵的3～4周内，应通过身体调理和营养支持改善营养状况，从而恢复到一个良好的营养状态，为治疗做好营养储备，减少并发症，使机体恢复得更快、预后更好，提高患者的生活质量。

204. 乳腺癌患者化疗期间应该如何调理饮食？

（1）化疗前和两次化疗之间的阶段

患者表现：食欲基本正常，消化、吸收正常，无发热，这一阶段是患者补充营养的最佳时期——不存在化疗反应，饮食正常。良好的营养可以增强免疫力，提高化疗的抗不良反应能力。饮食安排基本以普食为主。

原则：高热量、高蛋白、高维生素、适量脂肪，缺铁性贫血要摄入含铁高的食物；三餐为主，适当加餐。

要求：饮食热量必须保证维持体重或增加体重，蛋白质摄入量应高于普通人，且其中一半应来源于优质蛋白（肉、禽、蛋、奶）；应增加含铁、叶酸、维生素C高的食物，如动物肝脏、瘦肉、肾脏、蛋及酵母和绿叶蔬菜，香蕉、柑、橘、橙、柚、猕猴桃、鲜枣、刺梨等水果；避免食用煎炸食物。每天应保证摄入500g左右的蔬菜，200～400g的水果。

（2）化疗初始阶段

患者表现：可能出现食欲减退、胃灼热、轻微腹痛/腹泻、口腔溃疡等症状。虽然开始出现化疗的不良反应，但患者仍可以进食，少食多餐、餐间加餐，应尽可能补充营养。饮食可采用半流食（参考半流食食谱），有助于减轻不良反应。

半流食食谱

早餐：

- 发糕1两
- 蒸嫩蛋羹（鸡蛋1个）

上午9点加餐：

- 肠内营养液150 ～ 200ml
- 蛋糕1块50g

午餐：

- 鸡丝龙须面1碗（200ml）
- 蒸白菜肉卷加汁（白菜100g，肉25 ~ 50g）

下午3点加餐：

- 果蔬泥100ml
- 肠内营养液150 ~ 200ml

晚餐：

- 南瓜粥1碗（200ml，其中南瓜20g，大米40g）
- 鱼丸烩冬瓜（鱼肉25 ~ 50g，冬瓜100g）

晚7点加餐：

- 肠内营养液150 ~ 200ml

（3）化疗反应最重阶段

患者表现：出现严重不良反应，恶心、呕吐加重，口腔、消化道溃疡严重，腹痛、腹泻严重，甚至出现发热。已无法正常进食，甚至出现进食抵抗。这一阶段主要在于营养的维持，仅提供少量的热量及营养，用于保护胃肠道功能，减少肠道负担。如不良反应时间超过3天，应接受肠外营养支持，饮食采取部分肠外搭配部分肠内营养，有利于度过极重反应阶段时期。饮食安排上采用流食，6～8餐/天，可随意饮食。

205. 乳腺癌患者化疗期间增加营养的饮食建议

（1）一天内少食多餐，而不是一天三餐。必要时吃点零食，治疗期间如果体重下降，零食可以帮助恢复体重。

（2）在任何时间吃喜欢吃的食物。

（3）每隔几小时吃点东西，不要等到饿的时候再吃。

（4）感觉非常饿的时候，可以享用一顿“大餐”，例如早起之后感到很饿，就把早餐当作一天中最重要的一餐。

（5）用餐或吃零食时尽量选择高热量、高蛋白的食物。

（6）补充高热量、高蛋白的饮品，如罐装医用食品。

（7）大部分流食要分配在两餐之间喝，而不要在用餐时喝。

（8）高蛋白质食物可选择鸡蛋沙拉、肉禽类、鱼豆类、坚果等。

（9）不要害怕尝试新的食物，有些之前不太喜欢的食物会在治疗期间变得“更好吃”。

（10）化疗期间早餐尽量选择清淡的食物，量取平时的一半，餐后1～2小时进行化疗，这样可有效减轻化疗导致的恶心等不适症状。

206. 放疗期间患者饮食如何调理?

放疗可以产生热毒。羊肉等温热性食物最好不吃，强烈的调味品要少用。可多选用具有滋阴清火的梨、西瓜、绿豆、豆腐脑、银耳、百合、藕、鸭肉、鸭蛋、甲鱼、鱼腥草、马齿苋等清热解毒的食物以减轻症状。放疗中有胃肠道反应，出现食欲减退、味觉迟钝，饮食应以营养丰富、清火的食物如梨、绿豆、银耳等；恶心、呕吐者可在食物中加姜汁或喝些陈皮茶；食欲减退时，食物应加工可口，清淡易消化，少食多餐；还可选用健脾和胃、助消化的食物，如淮山药、薏米、山楂等；出现黏膜损伤致吞咽困难时选用易消化易咀嚼的食物，如各种菜肉粥、龙须面、馄饨、菜泥、汤类等；出现放射性皮炎等皮肤损伤时，除加强皮肤护理外，膳食中要注意补充富含维生素A丰富的动物肝脏、蛋、奶制品、红绿色的果蔬；富含维生素C的新鲜蔬菜、水果。

如果进食量减少或体重减轻，饮食摄入不足，应给予肠内营养支持，替代一部分食物，减少营养不良发生的风险，还要关注优质蛋白食物的摄入，是维持机体免疫力、阻止肌肉减少、纠正低蛋白血症必不可少的物质基础。

放疗亦可能导致便秘，便秘者应增加含膳食纤维素的摄入，如增加蔬菜、水果、薯类、豆类、坚果的量，饮食上要多增加水分，可饮蜂蜜水、花茶水、蔬果汁等，并增加富含可溶性膳食纤维的食物，如海带、魔芋、苹果、香蕉、核桃等。

对烦躁、口干、便秘、尿黄等，可食用梨汁、甘蔗汁、葡萄汁等。荸荠汁清胃火，香蕉汁清肠火，苹果汁清心火，可以根据自己的症状选择。

针对放疗患者出现的咽干、咽痛、大便燥结等症状，可通过食疗减轻自主症状。食疗方可参考食用：清咽润燥粥：生地3g、元参3g、麦冬3g、陈皮2g、银耳3g、山药5g、大米25g、小米25g；将生地、元参、麦冬、陈皮煎成100ml汤药，过箩弃渣备用；水烧开后放入小米、大米、银耳、山药和煎制的汤药一起煮，煮熟后即可食用。

207. 如何减轻放化疗引起的食欲减退？

放疗、化疗可以引起食欲减退、恶心等胃肠道反应，此时应少食多餐，采用高热量、高蛋白饮食。另外，可以经常变换烹调方式与食物形态，注意食物色、香、味的搭配，通过尝试各种温和调味料来增加食欲；用餐前可以适当活动或食用少许开胃、助消化的食物，如炒山楂、鸭肫、麦芽、萝卜、山药、刀豆、酸奶等。此外，还可以选择一些酸甜味的食物达到开胃的效果。鼓励患者多进食富含维生素A、维生素C的蔬菜和水果，如胡萝卜、芦笋、苹果、猕猴桃，来提升患者的食欲。化疗中出现恶心、呕吐等症状时可口含话梅、姜片或榨的姜汁，对于止呕有一定帮助。反应较重时可进食清淡易消化的食物，加以焦米粥、烤面包片、馒头片等，促进食欲。还可以配上少许咸菜或者腐乳来缓解，该方法因人而异，可以进行尝试。放松心情，适当运动，如果症状仍然没有明显改善，应告知主管医生，必要时口服促进食欲及胃动力的药物来改善症状，也可适量补充一些维生素及矿物质。如果胃肠道反应较重，进食明显较少已超过3天，应通过肠外营养补充，以缓解胃肠道反应的危机现象。

208. 怎样合理安排饮食和化疗时间？

患者在化疗期间要合理安排饮食。化疗当天，饮食应清淡可口。建议在化疗前2小时进食，这样在化疗时食物基本消化完成，属于相对半空腹状态；化疗结束后晚餐可以晚些吃，拉开反应时间，这样可以避免或减轻恶心、呕吐等消化道症状。

另外，口服化疗药建议在饭后半小时服用或遵医嘱，能减轻患者消化道反应的不适感。

209. 治疗中出现腹泻应该如何调理饮食？

肿瘤治疗、药物作用以及不合理的饮食都有可能加快肠道蠕动，从而引发腹泻。不受控制的腹泻可导致脱水、体重下降、食欲不佳、身体虚弱等后果。因此，饮食上应避免食用会加重腹泻的高纤维食物，如坚果、瓜子、全谷物、豆类、干果、生的水果和蔬菜，也要避免食用高脂肪食品。应选择低纤维的蔬菜，如冬瓜、去皮西红柿、去皮茄子、去皮西葫芦、胡萝卜、土豆、去皮熟大枣等，并辅以焦米汤、蛋黄米汤等食物。建议喝一些（自制）果汁和蔬菜汁以保持电解质平衡或饮用电解质饮料。喝水时应遵循小口、多次原则，全日饮水要适量。可以吃些健脾食品，如将茯苓、薏仁米、白扁豆、山药等煮水喝。严重腹泻尤其是由放射性肠炎导致腹泻的患者需要暂时禁食，可以借助肠外营养补充营养。恢复饮食后，应以细、软、烂、少渣、易消化的食物为宜。必要时遵医嘱适量服用一些改善肠道微环境的益生菌。

210. 出现腹泻为什么需要补充含钾的食品？

腹泻丢失水分的同时还会丢失钾、钠等电解质，因此如果患者频繁腹泻，为了防止电解质紊乱，维持机体内环境的稳定，除了需要补充富含电解质的水分外，需要补充一些含钾高的食物和果蔬，尽快纠正电解质紊乱。含钾高的食物有香蕉、桂圆、牛油果，以及甜菜叶、白薯叶、苋菜、菠菜、芥菜等绿叶蔬菜，可将蔬菜水果煮熟后用捣碎机制成蔬果汁，可以补充丢失的电解质。

211. 缓解便秘应选用哪些食物？

患者因生活习惯或因药物治疗出现便秘时，应增加富含膳食纤维食物的摄入，如新鲜蔬菜、水果、杂豆类、燕麦、红薯、芋头、海带、魔芋、苹果、熟香蕉、核桃、无花果、杏仁、生大枣等。增加饮水也可以缓解便秘，可选择蜂蜜水、苦荞茶、花茶水、蔬果汁等，每天至少要喝8～10杯水，总量达到2L以上。另外，还可以多吃生熟萝卜、蒜苗、果酱、生黄瓜等产气食物，加快肠道蠕动，帮助排便。建议补充益生菌，它能缓解便秘并有效调节肠道微环境。另外，适当运动、养成良好的排便习惯（排便时避免玩手机）也有助于缓解便秘。

212. 如何减轻口腔溃疡的症状？

出现口腔溃疡后，应注意减少口腔刺激并保持口腔清洁，以减轻疼痛。饮食方面应加强营养，以高蛋白、高维生素的食物为主，有助于加速愈合过程。选择易消化、质软、清淡无刺激性的食物。烹饪方式以清炖、蒸、烩为主，少食多餐，尽量选择匀浆膳或少渣半流质的饮食。多饮水，可选择苦丁茶、苦荞茶、金银花茶等，也可将蔬菜及水果制成蔬果汁，满足机体的需要。另外，应避免食用过热、过咸、刺激性及酸性（西红柿、泡菜、橘柚等）的食物，以减轻不适感。必要时患者可用吸管吸吮液体食物，避免接触口腔溃疡面。另外，口服维生素B_2，患者还可以尝试吃酸奶、冰激凌等食物来缓解口腔内的烧灼不适感。

213. 化疗期间为什么要适量多饮水？

化疗会造成消化道的不良反应，也会造成水分摄入不足，导致机体内环境紊乱。多喝水除了能满足机体的基本需求外，还可以促进药物代谢产物及毒素排出体外，减少对胃肠道、肾脏等的损伤。

化疗期间每天应喝水不少于2000ml，这样不仅能维持患者的正常生理代谢，减轻化疗的不良反应，还能保证足够的尿量。化疗24小时内，患者的尿量不应少于1500ml；输注铂类化疗药物的患者24小时内的尿量应达到2000～3000ml，以促进毒素的排出。

214. 某些化疗药物会引起尿酸升高，如何调理饮食？

化疗药物会破坏大量的白细胞，致使核蛋白转化率增加，导致血液中的尿酸增加，引起高尿酸血症。化疗过程中应注意观察患者尿量和尿色的变化，鼓励患者多饮水，保证每日有充足的液体摄入。患者每日的尿量应超过2500ml，以促进尿酸的排泄。除遵医嘱接受药物治疗外，还应在减少尿酸盐结晶沉淀的基础上给予患者低嘌呤饮食，以少肉多蛋、宜碱忌酸、宜清淡忌味重为原则，让患者多吃蔬菜、水果。痛风发作期间的蛋白质食物应以牛奶、鸡蛋为主。

患者可以食用海蜇、海藻、海参、大米、小米、面、麦片、藕粉、核桃、杏仁、花生、百合、莲子等嘌呤含量少的食物，忌食动物内脏、海鲜、贝类等富含嘌呤的食物，少喝煲制的荤汤，以减少尿酸的形成。

215. 化疗患者需要注意补充哪些维生素和矿物质？

患者用药后机体消耗会增加，易造成一些维生素、矿物质的缺乏，叶酸缺乏也常见，应多摄入含叶酸多的食物，如动物肝脏、蛋、绿叶蔬菜、柑橘、香蕉等。化疗还可导致神经损伤，引发下肢疼痛、麻木、肌肉无力以及发痒等症状，应注意补充富含维生素E、B族维生素和钙、镁、锌的食物，如亚麻籽油、橄榄油、五谷杂粮、瘦肉、海产品、坚果、酸奶、香菇等。如果化疗周期较长，不良反应增加，则有必要补充复合维生素、矿物质和维生素D_3等。另外，饮食方面需要注意食物多样化，营养均衡。

216. 放化疗后恶心呕吐怎么办？

（1）食用酸味、咸味较强的食物可减轻恶心呕吐等症状，还可饮用清淡、温凉的饮料，如陈皮茶、麦芽茶、白萝卜水、鲜藕荸荠汁、鲜榨果汁等。

（2）避免吃太甜或太油腻的食物。呕吐严重时，应避免在2小时内进食。

（3）起床后及运动前吃较干的食物可抑制恶心，如饼干或吐司面包，活动后勿立即进食。

（4）用餐时注意干、稀分食，先食用固态食物，间隔一段时间再饮用汤汁或饮料。

（5）冷、热分食，避免同时摄食冷、热的食物，否则易刺激肠胃，引发恶心。

（6）少量多餐，避免空腹，空腹会加重恶心的感觉。

（7）接受治疗前2个小时内应避免进食，以防止呕吐。适合恶心、呕吐患者吃的食物：烤馒头、烤面包片、花卷、包子、松糕、姜片粥、西红柿疙瘩汤、蒸山药、土豆泥、海参、清蒸鱼、豆腐丝、萝卜炖排骨、山楂糕、荸荠、柠檬、柑橘、米醋、酸奶、麦芽等。吃一些健脾消食的食物如山楂、萝卜、酸奶、麦芽、莱菔子等，可改善症状。

217. 放化疗期间感到疲劳该如何调理饮食？

很多原因可导致疲劳，包括肿瘤治疗、食物摄取不足、睡眠不足、情绪因素、白细胞计数低下以及服用某些药物等。如果属于医源性疲劳，医生可以对症治疗，改善患者的自我感觉。另外，治疗期间还可以采取营养补充的措施来解决疲劳问题。

患者可多食用对神经细胞和精神状态有良好影响的食物，如富含优质蛋白的肉、蛋、奶、鱼等。如果富含优质蛋白的食物摄入较少或饮食受限，可补充一些乳清蛋白质粉和肠内营养。新鲜的蔬菜和水果也要满足一定的摄入量，可做成蔬果汁补充，这样患者的耐受性会更好。此外，还可通过食疗缓解症状，可以用一些补血、补脾、益气的山药、大枣、桂圆、莲子、茯苓、枸杞子、芡实、百合、阿胶、鸽肉蛋等食物。

218. 怎样吃可以缓解治疗期间的口干症状？

患者可咀嚼口香糖以刺激唾液分泌，减轻口干的症状，还可饮用淡茶、山楂香蕉饮、柠檬汁或高热量饮料等；进食时应注意小口细嚼，选择常温、柔软、湿润的食物，避免调味太甜、太咸、太浓的食物；避免食用容易黏住上腭的食物，如花生酱或白面包。食物应制成较滑润的状态，如果冻、肉泥冻、菜粥等；可以在食物中加入黄油、肉汤、酸奶、牛奶或水使其口感湿润；也可将较干质地的食物蘸上液体或浸入液体后食用；亦可搭配肉汁、肉汤或饮料一起进食，有助于吞咽；多食用多汁的水果，如梨、马蹄、桃、苹果、瓜类等。可以经常喝山楂水和柠檬水。

饮食中可增加一些滋阴生津的食物，如藕汁、梨汁、橙汁、橄榄、无花果、罗汉果、酸梅汤等；也可以自制一些水果汁，如清胃火的荸荠汁、清肺火的梨汁、清肠火的香蕉汁、清心火的苹果汁等，可根据患者自身喜好选择；应注意限制过咸和辛辣的食物。

需注意的是，患者不可滥用漱口药水。注意保持口腔湿润，防止口腔感染的同时，也可保护牙齿。应避免用口呼吸。

219. 放化疗后白细胞和血小板减少该如何调理饮食?

白细胞和血小板减少是放化疗造成的骨髓抑制所引起的副作用之一，白细胞减少的患者在饮食方面除了要注重充足的营养，还要补充高蛋白食物，因为蛋白质是合成白细胞、血小板等物质的基础，也是维持良好免疫力不可或缺的基础。含有优质蛋白的食物包括鸡蛋、牛奶、酸奶、瘦肉、动物肝脏、鱼、海产品、大豆及制品、乳清蛋白质粉等。另外，患者还要保证新鲜水果和蔬菜的摄入，这些食物含有丰富的抗氧化物质，具有抗炎、抗自由基、提高机体免疫力的作用，给机体带来很多益处。

患者可以交替调节着吃牛尾菌菇汤、脊骨蔬菜菌菇汤、猪蹄黄豆花生汤、鲫鱼豆腐汤等（一定要将汤里的食材吃掉），以提高血细胞水平。

给大家提供两个食疗方供参考：①鸡血藤30g、黄芪15g、大枣10枚。一起煮水喝。②大枣50g、花生米50g（花生衣1g）、玉米须少许加少量红糖煮水喝，煮好后把玉米须弃掉喝汤吃渣（血小板低的患者）。

220. 化疗后味觉改变怎么办?

味觉改变一般和治疗中出现的不良反应有关，包括味觉丧失，对苦味、金属味等异常敏感等。酸味（如柑橘、山楂等）和甜味能够改善苦味及金属味（对金属味敏感的患者应尽量避免使用金属器皿）的异常敏感，烹调时可多选用甜味及酸味的调料。患者应避免食用苦味较强的食物，如芥菜、苦瓜等，改为食用味道较重的食品，如香菇、洋葱等。可以通过变换食物的质地、菜色的搭配及烹调方法等来增强嗅觉、视觉上的刺激，弥补味觉的不足。另外，如果觉得肉类有苦味，可采用冷盘或利用浓调剂降低苦味；烹调前用少许酒、果汁浸泡肉类或混入其他食物中食用，也可以提高肉类的接受程度；亦可用蛋、奶制品、豆类、豆制品或干果类取代之，以增加蛋白质摄入量。

221. 化疗药物引起肢体麻木应该怎样靠饮食调理?

有些化疗药物会引发患者出现肢体麻木的症状。此时，除了遵循医嘱用一些为神经提供营养的药物外，还应在饮食上增加具有营养神经系统功效的食物，如动物肝脏、牛肉等肉类、鸡蛋、奶、鱼卵、酵母、米糠、麦麸、全麦、燕麦、黄豆、豇豆、豌豆、核桃、花生、菠菜、小白菜、油菜、茼蒿、红苋菜、茴香、芹菜、西红柿、竹笋、香蕉等。另外，患者应避免进食生冷食物，避免接触寒冷物体并注意保暖，还可通过按摩肢体来缓解症状。

222. 治疗期间白蛋白降低应该如何纠正?

患者白蛋白降低提示有营养不良的风险。对于术后患者来说，白蛋白降低会导致手术切口的愈合延迟，增加感染概率；对于放化疗患者来说，白蛋白降低可能导致治疗中断。因此，应当及时进行营养干预，纠正低白蛋白血症。应在患者的饮食中补充高蛋白食物，如鱼、肉、蛋、奶以及大豆制品等富含优质蛋白的食物。此外，最好添加蛋白营养补充剂——蛋白质粉，能帮助患者更高效地补充蛋白质，纠正低蛋白血症及预防营养不良造成的肌肉减少症。

223. 蛋白质有哪些重要性?

蛋白质是最重要的营养物质之一，没有蛋白质就没有生命。蛋白质是组成人体所有组织、细胞的主要成分——人体内的血液、肌肉、内脏、骨髓甚至指甲和头发，没有一处不含蛋白质；蛋白质参与人体内环境的各项生命活动——肌肉收缩、血液循环、呼吸、消化、感觉功能、思维活动等。对于肿瘤患者来说，蛋白质更重要的作用是合成抗体（抗体主要由某种蛋白质构成），使人体具有抵御疾病、抵抗外界病原侵袭的免疫力。

224. 贫血时饮食建议有哪些?

患者应选择富含铁的食物，如瘦肉、动物血、蛋黄、动物肝脏等；另外，也要多吃蔬菜水果，因为蔬菜水果富含维生素C，可以帮助膳食铁的吸收。含维生素C较高的水果有猕猴桃、柠檬、柑橘、鲜枣、刺梨、山楂等；餐后半小时至1小时内进食水果有利于铁的吸收利用；如果出现贫血严重的状况，应遵医嘱补充铁剂。

另外，人体缺乏维生素B_{12}和叶酸时也会导致巨幼细胞贫血，维生素B_{12}主要存在于动物的肝脏、肾脏和肉类中，其次为鱼类、贝类（蛤）、蟹类、蛋和奶类。叶酸主要存在于动物肝脏/肾脏、酵母和绿叶蔬菜中。放化疗期间应多补充这些食物以纠正贫血。

225. 化疗期间哪些食疗验方可以应用?

养血粥：当归3g、黄芪5g、熟地3g、砂仁2g、枸杞子3g、紫米15g、大米15g、小米20g、花生米15g、红小豆10g、小枣25g。做法：把中药备齐煎至100ml去渣待用，粥煮至八成熟后，汤药倒进粥里直至煮熟后食用。

如果化疗期间出现贫血、血象低、精神疲倦、头晕、眼花、心悸、气短、毛发无光泽或易脱落、羸瘦萎黄等症状，可自制以上食疗药膳服用。治疗期间，合理的营养搭配配合食疗药膳，有助于缓解症状，营养状况改善也会让抗肿瘤治疗发挥最佳效果，切记“保体重就是保健康”。

226. 优质蛋白和非优质蛋白如何区别？如果对动物蛋白不耐受该怎么办?

机体通过摄入动物性蛋白和植物性蛋白来获取蛋白质。其中，蛋类、奶类、肉类、鱼、海产品、大豆等属于优质的动植物蛋白，含有人体必需氨基酸，它们的蛋白模式和人体的很接近，利用率较高，能让我们更有效地合成自身蛋白，补充机体所需的蛋白质。

建议吃动物蛋白的原因是，除了大豆及制品，绝大部分植物蛋白质中，赖氨酸、蛋氨酸、苏氨酸和色氨酸的含量相对较低，营养价值也相对较低，属于非优质蛋白。

肿瘤患者需要补充能量及多种营养素，其中蛋白质的补充尤为重要。一是优质蛋白质是维持机体正常免疫力的物质基础；二是治疗期间保证优质蛋白质的摄入，有助于预防肌肉丢失，维持良好的营养及功能状态，提高患者的生活质量。

建议通过食物中补充优质蛋白，如果患者很少食用动物性蛋白食物或者抗拒这类食物，可以选择大豆蛋白。另外，还可以通过增加富含氨基酸的菌菇类、杂豆、坚果等食物来提高蛋白质的摄入。

227. 什么是营养支持治疗？

营养支持治疗是指通过营养教育、饮食指导、肠内营养及肠外营养支持等途径，预防和治疗营养不良，调节免疫代谢，最终达到改善营养状况、降低营养不良的发病风险、增强抗癌治疗效果、减少抗癌治疗不良反应、提高患者生活质量等目的的治疗方式。

228. 患者在什么情况下需要补充医用食品？

有下列情形的患者需要补充医用食品（补充肠内营养）：手术前需要营养支持的患者。手术后刚刚恢复经口饮食，以流质和半流质饮食为主的患者。放化疗期间食欲减退、饮食减少、体重下降需要补充营养的患者。不能经口饮食，需要借助鼻饲管或空肠造瘘的患者。普通饮食不能满足机体营养需要的患者。存在营养不良风险的患者。康复期需要加强营养的患者。

医用食品是为了满足进食受限、消化吸收障碍、代谢紊乱或特定疾病状态人群对营养素或膳食的特殊需要，专门加工配制而成的配方食品。

医用食品可提供全面均衡的营养，存在营养不良或营养风险的患者均可获益，包括缩短住院时间、减少并发症、降低住院费用等。

口服这类医用食品时应循序渐进，遵循由稀到浓、由少到多、小口啜饮的原则，最好在医生和营养师的指导下服用。

229. 康复期应该如何进行食疗?

患者经过一段时间的治疗后，身体损耗很大。进入康复期后，身体各方面功能逐渐恢复，食欲有所增加，可根据自身体质选择一些食疗药膳进行调理。

食疗的处方很多，现介绍几种比较简单易行的食疗方。①猪肚莲子：把莲子放进猪肚中煮，有健脾益肾、补气的功效。②黄芪甲鱼汤：有补气、滋阴养血的功效。③红枣山药银耳冰糖饮：有滋阴养血、益肺补气的作用。④山药薏仁柿饼粥：山药双补气阴，扶助正气，薏仁利湿祛邪，柿饼润肺。⑤枸杞子乌鸡汤：滋补肾阳，益气血。⑥枸杞子银耳冰糖羹：滋补肾阳，滋阴润肺，益胃生津等。⑦清炒血豆腐：有补气益血、解毒等功效。以上都可作为康复期的饮食内容，或结合自身的实际情况调理身体。

230. 哪些因素可以提高机体免疫力？

人体的特异性免疫（获得性免疫）大都取决于饮食、睡眠、运动、压力等环境因素，饮食尤其具有决定性作用。因为很多营养素都能协助刺激免疫系统，调节免疫功能。各免疫器官要想成熟，不能没有原料，要想拥有良好的免疫功能，首先要保证各种营养物质的均衡摄入，将免疫系统搭建起来。蛋白质和脂肪是构成免疫细胞、免疫组织所需的重要营养物质。营养不良会导致免疫失调，利用药物改善免疫力并不是最佳方式。要想维持正常的免疫力，合理营养永远是第一选择，即营养摄入充足、食物多样化以及均衡饮食。

均衡合理的饮食应该如何搭配呢？给大家以下几点建议：谷类食物是能量的主要来源（优质的碳水化合物包括五谷杂粮、薯类、山药等）；补充优质蛋白（蛋、奶、鱼、肉、大豆类等）；多吃蔬菜水果（新鲜的水果和蔬菜富含维生素、矿物质及适量的膳食纤维，每天要吃500g左右的蔬菜，200g左右的水果）；选择合适的烹调用油（每天应摄入25ml左右的油脂，适量的油脂可以维持细胞膜的完整性，有利于脂溶性维生素的吸收。亚麻籽油、橄榄油、花生油、茶籽油等可穿插搭配食用），水分摄入要充足（调节机体内外环境、有利于毒素的排出等）。

这里要强调的是，优质蛋白是维持正常免疫力的重要原料。鸡、鸭、鱼、肉、蛋、奶、大豆制品都是优质蛋白的来源。每天一个鸡蛋、250ml牛奶、100～150g肉、100g豆腐或50g豆制品，就能基本满足一名体重60kg左右患者优质蛋白的需要量。如果食物摄入有限或不足，可以用蛋白质粉补充。

除了饮食，患者还应注意放松心情和自我调适。良好的心态是战胜疾病的统帅，拥有积极的心态对于预防和治疗疾病来说都大有裨益。反之，恐慌、焦虑等不良情绪会削弱免疫力。有了好的心态，摄入的营养也能发挥它应有的功效，二者相辅相成。

另外，适当运动可以促进机体气息的通畅，有规律的锻炼能够强身健体、改善免疫系统。再有就是睡眠，良好的睡眠对于消除疲劳、恢复体力、维持正常免疫力来说都是至关重要。

231. 乳腺癌患者同时患有糖尿病，日常饮食应注意什么？

（1）饮食治疗是糖尿病治疗的基础。日常饮食应注意减少血糖波动，努力达到并保持合理的体重。控制碳水化合物的摄入量并在固定时间进餐，有助于避免血糖的大幅度波动。

（2）养成良好的饮食习惯：每天应规律进食3餐，定时定量，细嚼慢咽，避免过饥或过饱；食物品种应多样化，保证营养均衡，这四大类食品不可缺：谷薯类、肉蛋奶豆类、蔬果类、油脂类；粗细粮搭配，荤素食搭配，可用糙米、麦片、薯类、山药等替代精米白面。

（3）忌甜食，如糖果、雪糕、甜饼、市售饮料、中西式点心（低血糖时除外），非常想吃甜品时可选择代糖如木糖醇等。

（4）为了保持血糖的平稳，全天可分为3餐正餐＋2餐加餐，加餐可选用鸡蛋、无糖酸奶、坚果或水果，这些食物也要计算在全天的总能量当中。

（5）进食水果时需注意：如空腹血糖＜7.8mmol/L，餐后血糖＜10mmol/L，糖化血红蛋白＜7.5%，不经常出现高血糖或低血糖，可选食水果。一般可在加餐时选用含糖较低的水果，如草莓、葡萄、鳄梨、苹果、鸭梨、桃、青瓜、柠檬、李子、猕猴桃、枇杷、柚子、小叶橘等。如果血糖不稳定，可以生食黄瓜、西红柿代替水果。

（6）烹调时尽量不勾芡。餐后高血糖的患者应尽量避免食用升糖指数高的食物，如白米饭、白面馒头、白面包等。

232. 高血压患者适宜选择的食物有哪些?

合并高血压的患者应选择限制能量的平衡膳食，每日饮食定时定量，粗细搭配，不宜过饱，更不要暴饮暴食，应维持健康体重，以稳定血压。饮食应注意低脂、低盐（每天＜4g）、高钾，保证足够的钙、镁、膳食纤维、维生素、矿物质和微量元素摄入。可选用能够保护血管和降血压、降脂的食物，如富含钾的食物，如苋菜、菠菜、甜菜叶、白薯叶、芥菜、荠菜、土豆、盖菜、茼蒿、菌菇、芋头、沙棘、橘、红果、鳄梨、鲜干枣、香蕉等；钙镁含量高的食物，如牛奶、酸奶、芝麻酱、带鱼、虾、海带、绿色蔬菜、粗杂粮、荞麦、燕麦、藜麦、坚果、海产品、豆类及豆制品等；富含叶酸的食物，如大豆、杂豆、藜麦、小麦粉（黑）、绿叶蔬菜、核桃、鸡蛋、鸭蛋等。

233. 高钙的食物有哪些?

高钙的食物有奶类、奶酪、带鱼、黄鱼、海虾、河虾、草虾、海蟹、螺、沙丁鱼、黄姑鱼、海带、豆腐、小香干、毛豆、榛子、杏仁、青稞、芥蓝、荠菜、苋菜、油菜苔、小白菜、油菜、空心菜、萝卜缨、黄花菜、白薯叶、茴香等。

234. 镁含量高的食物有哪些?

镁含量高的食物有粗杂粮（荞麦、燕麦、藜麦、黑米、高粱米等）、杂豆类（大豆、蚕豆、花豆、芸豆、扁豆、豌豆、豇豆、鹰嘴豆等）、坚果、海产品（海米、虾仁、螺、海蜇皮等）、豆类及豆制品等。

235. 高钾的食物有哪些?

蔬菜类普遍含钾高，尤以白薯叶、莴笋叶、空心菜、苋菜、菠菜、芥菜、荠菜、土豆、鲜百合、黄花菜、萝卜缨、甜菜叶、甘蓝、芥蓝、萝卜、茼蒿、番茄、鲜豆类、芋头、山药、沙棘、橘、红果、鳄梨、鲜干枣、香蕉、柿饼、椰子、菠萝蜜、桂圆干、葡萄干、无花果、石榴、樱桃、草莓、柚、苹果、梨、桃、西梅、燕麦、藜麦、青稞、荞麦、小米、小麦胚粉及坚果类、菌菇类（干）等。

236. 叶酸含量高的食物有哪些?

叶酸含量高的食物有动物肝脏、鸡蛋、鸭蛋、大豆、绿豆、红小豆、藜麦、小麦粉、青稞米、核桃、芝麻、花生、海苔、苋菜、茼蒿、菠菜、油菜、香菜、茴香等。

237. 什么是抗炎食物？抗炎食物的作用有哪些？

抗炎食物是指能够帮助减轻或预防身体炎症反应的食物。人体的炎症反应是免疫系统对伤害、感染或疾病的一种自然反应，但长期或慢性炎症与多种健康问题有关，包括心血管疾病、糖尿病、关节炎、某些癌症和自身免疫疾病。因此，通过饮食控制或减少慢性炎症是维护健康的重要途径之一。

抗炎食物通常富含抗氧化剂、多不饱和脂肪酸（如 ω-3 脂肪酸）、纤维和多种维生素与矿物质，能够帮助降低体内的炎症水平。这类食物包括：①水果和蔬菜，富含维生素、矿物质、抗氧化剂和纤维，如蓝莓、樱桃、菠菜、甘蓝等。②全谷物，如燕麦、糙米和全麦面包，富含纤维，有助于减少炎症。③健康脂肪，如橄榄油、鳄梨和坚果（如核桃、杏仁），富含单不饱和和多不饱和脂肪酸，特别是 ω-3 脂肪酸，如鲑鱼、鲱鱼和金枪鱼等深海鱼类。④香料和草药，如姜、薄荷、咖喱粉和姜黄，这些都含有强大的抗炎化合物。⑤豆类和豆制品，如黑豆、红豆和豆腐，富含纤维和蛋白质，有助于减少炎症。

通过增加这些抗炎食物的摄入量，并减少加工食品、糖和饱和脂肪的摄入，可以帮助减少身体的炎症水平，从而促进健康。然而，抗炎饮食并不是针对特定疾病的治疗方法，而是作为健康生活方式的一部分，有助于改善整体健康状况。

238. 喝豆浆会导致乳腺癌吗？

“喝豆浆会导致乳腺癌”这一说法是没有科学依据的。豆浆是大豆制品，大豆中的主要成分是大豆异黄酮，属于植物雌激素，其结构与女性体内的雌激素相似。不过，当人体内的雌激素水平较高时，大豆异黄酮会与雌激素相竞争，起到抗雌激素的作用。多项研究结果显示，适量服用大豆及制品（每日25g大豆）不但不会增加患乳腺癌的风险，反而会降低乳腺癌的患病率。

239. 乳腺癌患者能喝茶吗?

喝茶是中国自古以来的一种养生方式。茶本身有一定的抗肿瘤功效，特别是绿茶中富含茶酚类物质，该物质能够抑制肿瘤细胞的生长。因此，乳腺癌患者可以喝茶。喝茶的好处还体现在可以抵抗吸烟对人体造成的危害，并有利尿、减轻水肿的作用。另外，有研究发现，喝茶还能减轻放疗对身体的损伤，具有一定的抗辐射作用。但要注意不要喝很浓的茶。

240. 肿瘤患者能吃保健品吗?

保健品的种类繁多，有些保健品对肿瘤患者有一定的好处，能起到辅助作用。但是，不能将这种作用无限夸大（保健品不能代替治疗）。肿瘤患者应进行正规、系统的治疗，如手术、放疗、化疗、中药调理等，营养不良则要进行营养治疗，这些治疗是保健品无法替代的。患者在康复期可以选用一些保健品，但是不能盲目购买，要选择适合自己的，同时要仔细阅读说明，了解其主要功效后对症选购。另外，还应注意该保健品是否有保健品标识和注册批号，购买正规、安全的保健品。

241. 肿瘤患者有没有必要每天吃海参?

肿瘤患者没必要每天吃海参。海参不属于优质蛋白，低蛋白血症的患者用海参作为补充蛋白的效果不好，但海参可以和肉类一起搭配食用，能够提高它的蛋白质生物利用率。

242. 治疗中加工的熟肉制品可以吃吗?

治疗期间如果食欲不佳，可适量食用调剂口味。不建议多吃，因为熟肉制品在加工过程中会添加一些食品添加剂等，同时由于运输、储存的环节，可能导致微生物滋生，存在一定的食品安全隐患，所以还是建议吃新鲜的、自己烹调的肉制品为好。

243. 蔬菜水果有益，每天建议吃多少?

摄入非淀粉类的蔬菜水果与降低患癌风险有关，特别是肺癌、口腔癌、咽癌、喉癌、食管癌、胃癌、结直肠癌及乳腺癌等。

按照中国居民膳食指南建议：水果类每天应摄入200～350g，如蓝莓、蔓越莓、红石榴、香蕉、橙、柚、紫色提子、柿子、火龙果等。蔬菜类每天应摄入300～500g，且至少一半是深绿叶蔬菜。深颜色的或五颜六色的蔬菜营养最为丰富，如鲜芦笋、番茄、苋菜、荠菜、菠菜、油菜、西蓝花、紫甘蓝、红菜头、洋葱、蒜苗等，每天最好选用5种以上的蔬菜。

244. 喝酸奶好还是喝鲜牛奶好?

酸奶和鲜牛奶的营养价值都很高。酸奶是由优质的牛奶经过乳酸菌发酵而制成，经过发酵，牛奶中的乳糖和蛋白质被分解成更小的分子（如半乳糖），使蛋白结成细微的乳块，更容易被消化吸收。对于乳糖不耐受的患者来说，酸奶中的乳糖已被降解，不易造成腹泻，所以更推荐这些患者喝酸奶。另外，酸奶中含有的有益菌有助于肠道的消化和吸收，维持良好的肠道微环境，增强机体免疫力。

245. 蔬菜生吃好还是熟吃好?

蔬菜生吃和熟吃各有各的好处。如果想更多地保留蔬菜中的水溶性维生素，最好选择生吃。另外，可以根据不同蔬菜富含的营养物质来决定生吃或熟吃。萝卜缨、青椒、洋葱、紫甘蓝等一些蔬菜中所含的维生素C及生物活性物质，很容易在烹调中受到破坏，生吃可以减少营养物质的流失，让我们最大限度地获得好处。

而胡萝卜、彩椒、西红柿、甜菜头、油菜等颜色呈红绿或橙黄的蔬菜中含有丰富的类胡萝卜素、胡萝卜素、叶黄素、番茄红素营养物质，这类蔬菜最好熟吃，以保证机体能够充分地吸收上述营养素，减少慢病的发病风险。

246. 水果和蔬菜能否互相替代?

不能，蔬菜特别是深色蔬菜所含的维生素、矿物质、膳食纤维等均高于水果，水果的碳水化合物、有机酸和芳香物质则比蔬菜多。我国古代的养生理论提出“五菜为充，五果为助”，可见祖辈们早就知道蔬菜和水果各自的营养价值，它们是不能互相替代的。

247. 饮食受限导致蔬菜、水果摄入不足，应该如何补充？

蔬菜富含维生素、矿物质、膳食纤维及抗氧化物质，可谓是“抗癌尖兵”。每天保证一定量的蔬果摄入，对患者来说是大有益处的。如果肿瘤患者在治疗过程中，因为咀嚼困难、饮食受限等导致蔬菜水果摄入量不足，可以将蔬果打成果蔬汁后补充摄入。如果确实因进食困难而导致蔬菜、水果摄入不足，可以暂时用复合维生素矿物质片剂以及膳食纤维来补充摄入的不足。

自制蔬果汁的方法如下。

准备食材： 胡萝卜50～75g

芹菜50g

其他蔬菜（最好绿叶菜）50g

中等大小苹果1/2（可不加）

油（橄榄油、亚麻籽油、花生油）或坚果10g，任选其一

制作方法： 锅中放水烧开后，先煮胡萝卜至八成熟，之后放入其他蔬菜、油或坚果。再次开锅后关火，待温度降至温热后把蔬菜放到捣碎机里加入之前煮蔬菜的水200ml制成250～300ml蔬果汁。

248. 酸菜能吃吗?

泡菜经过发酵后含有乳酸菌，对身体是有益的，还可以调剂口味，是可以适量吃的。尽量吃当年腌好的酸菜，不吃存放太久的，注意量和频次。总之食物要多样化，以新鲜的蔬菜为好。

249. 化疗期间能吃辣椒来增加食欲吗?

辣椒作为蔬菜和香辛料，在我国具有悠久的食用历史。研究表明，辣椒具有增加食欲、振奋精神、促进血液循环、强胃健脾等功效，辣椒中含有的辣椒素还具有镇痛作用。不过，化疗期间的患者不宜为了增加食欲食用辣椒，否则只会对病情“火上浇油”。如果想吃一些刺激性的食物来增加食欲，可以选择少量的新鲜辣椒，在烹调中加入一些偏凉或偏寒的食物，如苦瓜或黄瓜等，可以中和辣椒的热性。另外，还可以在烹调中增加酸甜口的调味料来调节口味，促进食欲。

250. 乳腺癌患者放化疗期间能吃生蒜吗?

大蒜属辛辣食品，不适合正在进行头颈部放疗的患者。大蒜会加重对患处的刺激，有眼病、口腔溃疡、胃溃疡的患者也不宜食用。如果不属于以上的体质或疾病，仅作为口味上的调剂，是可以适当食用一些的。对于烹调后的熟大蒜在治疗期间是可以吃的。

251. 可以吃零食（巧克力、雪糕、薯片等）吗?

零食可以吃。只需把握好频率和摄入量。对于接受放疗或化疗，出现食欲减退、营养摄入不足、体重下降、免疫力减退的患者来说，进食适量的甜食，不但可以改善营养状况，也有利于患者舒缓抑郁、焦虑、烦躁等负面情绪。建议选择更健康的零食，如黑巧克力，它所含的抗氧化成分明显优于其他种类的巧克力。

252. 康复期可以饮酒吗?

不建议饮酒，酒可导致单纯热量摄入增加，增加肥胖、酒精性肝硬化、营养不良等风险，并影响糖类的代谢，尤其对糖尿病患者可导致低血糖的危险。另外还会影响维生素的吸收和消耗增加。

饮酒和口腔癌、咽喉癌、食管癌、乳腺癌、直肠癌等有关，饮酒对乳腺癌的发病风险的证据是充分的。

253. 失眠应该如何饮食调理?

失眠的原因很多，饮食调理可能会助力睡眠，但效果因人而异。可以尝试以下食物，如香蕉、温牛奶、全麦面包、燕麦片、蜂蜜、小米粥、亚麻籽、杏仁、土豆、菊花茶等。例如，可以在睡前饮用一杯温热牛奶外加一小块面包或半根香蕉。另外，建议患者多接触大自然，适当进行身体活动，保证每天能晒太阳（晒后背）。如果长期失眠者且通过饮食调理效果欠佳，应及时咨询医生，必要时借助药物改善症状。

254. 冬虫夏草、灵芝孢子粉能吃吗?

冬虫夏草和灵芝孢子粉属于中医药保健品，在我国有着悠久的食用历史，广泛应用于多种疾病的治疗。冬虫夏草具有补肾益肺的功效，可以提高机体免疫力、改善睡眠、缓解疲劳、促进新陈代谢等。此外，冬虫夏草还具有抗炎、抗氧化的作用。灵芝孢子粉具有补益肺虚、益气安神、补心养血的功效，含有多种抗氧化物质，可以帮助患者提高免疫力。

需要注意的是，虽然目前认为采用祛邪扶正、扶正固本的中医药与放化疗相配合，能起到一定程度的增效作用，减轻不良反应。但从根本上说，不同的中药存在不同的副作用，如果患者肝肾功能负担过重，反倒会引起不良反应，如头晕、恶心、腹泻等。因此，患者应在正规医院医生的指导下酌情补充这类中药。

255. 牛奶会促进肿瘤生长吗?

不会。没有科学证据显示牛奶会促进肿瘤的生长，相反，牛奶营养丰富，含有多种增强人体抗病能力的免疫球蛋白（抗体），具有防癌作用。此外，牛奶中所含的维生素A、维生素B_2、钙等对胃癌和结肠癌有一定的预防作用。进行乳腺癌内分泌治疗的患者，应该注重补充钙和维生素D_3，牛奶是人体最佳的钙质来源，应保证每天摄入250ml的牛奶或酸奶。

256. 牛、羊、鸡肉和鸡蛋是“发物”吗?

“发物”只是民间的说法，并没有得到现代科学的认可。关于“发物”并没有确切的定义。有些“发物”与过敏性疾病有关，有的则是与疮疡肿毒有关。肿瘤既非过敏性疾病，也非传统意义上的疮疡肿毒，与“发物”这个概念没有关联。民间所谓的“发物”多富含高蛋白和维生素，对肿瘤患者来说有利而无弊。富含蛋白质和维生素的食物不仅能满足机体的营养所需，还能提高机体的免疫力和抗病能力。选择新鲜的、符合卫生安全标准的食材适量食用，对患者来说就是有益的。

“发物”“只能吃碱性食物”等说法都缺乏科学依据，不能偏听偏信，要因病施膳。

257. 营养支持（加强营养）会促进肿瘤生长吗?

有人认为“肿瘤患者增加营养会让肿瘤细胞生长加快，增加复发、转移的概率”，应该少吃来“饿死肿瘤”。事实是，没有科学证据表明营养支持会促进肿瘤生长，营养支持也不是治疗肿瘤本身，而是改善患者的营养状况，提高患者的免疫力，从而加强抗肿瘤的能力。合理的营养支持不仅不会促进肿瘤组织的生长，反而可以抑制恶性肿瘤，使患者有效配合和承受各种治疗措施，保证治疗效果，有助于延长患者的生存期。

258. 乳腺癌患者需要忌口吗?

忌口应根据病情、病性和不同患者的个体化特点（体质）来决定。食物本身没有好坏之分，就看饮食搭配是否合理。过分忌口会影响机体所需营养的摄入，营养跟不上或饮食不平衡，都会导致气血生发不够，致使身体更加衰弱。疾病和各种治疗的副作用本就会降低身体的免疫力，太过忌口不但不能帮助恢复，更会适得其反。建议患者“什么都吃，但又不多吃”。保证食物多样化和合理搭配会使营养全面又均衡，满足机体需求的同时，也能提高肿瘤患者的体能及生活质量。

259. 汤的营养价值高吗?

一般人的观念都会觉得汤比肉更有营养，据测试，汤里所含的营养只占原料的5%～10%，含有少量的非蛋白氮、嘌呤、游离氨基酸，少量的钾、钠、钙、镁等离子，营养密度低。而主要的维生素、无机盐以及大部分的营养（尤其是蛋白质）仍留在了原料（肉）里。肿瘤患者所需要的是肉中的蛋白质，并且大部分患者的食量都有减少的情况，所以营养医生建议，要想多补充营养，应鼓励患者先吃肉再喝汤或汤和肉一起吃。如果消化能力很差，或因病情限制不能吃渣（肉），那就只好喝汤了。

260. 酸性体质、碱性体质与肿瘤有关系吗?

食物化学研究将食物分为酸性和碱性，但这不代表它们会在体内形成酸性或碱性物质。食物在人体内经消化、吸收、代谢后形成的“酸碱性”非常复杂，机体经酸碱平衡调节后会维持正常的酸碱度，正常情况下不会出现所谓的“酸性体质”或“碱性体质”。流行病学研究证明，常吃蔬菜、水果及粗粮等对人体很有利。但要注意的是，肿瘤治疗期间应注意饮食均衡，不能片面地追求水果和蔬菜的摄入量，更要保证足够的蛋白质摄入。

261. 什么是平衡膳食?

我们把能提供人体每天所需的主要营养元素和微量营养元素、比例适当、能够维持正常生理功能，促进生长发育和健康的膳食称为“平衡膳食”。

平衡膳食指将谷物、豆类、肉、蛋、奶、蔬菜、水果、油脂等食物合理搭配，达到营养全面的膳食。通过平衡膳食，人体可以获得维持健康所需的各种营养成分。我国早在西汉时期就对合理膳食有过精辟的论述，提出“五谷为养，五畜为益，五菜为充，五果为助”，这一论述符合现代平衡膳食的基本原则。中国营养学会于2023年制定并公布了最新版的《中国居民膳食指南》，以宝塔的形式展示了每天应摄入的食物种类和分量，即“中国居民平衡膳食宝塔（2023）”（图7）。该指南是一本指导中国人科学、合理饮食的“教科书”。建议康复期的患者在日常生活中按照膳食宝塔的指导，合理搭配饮食，做到营养均衡，为机体带来健康的保障。

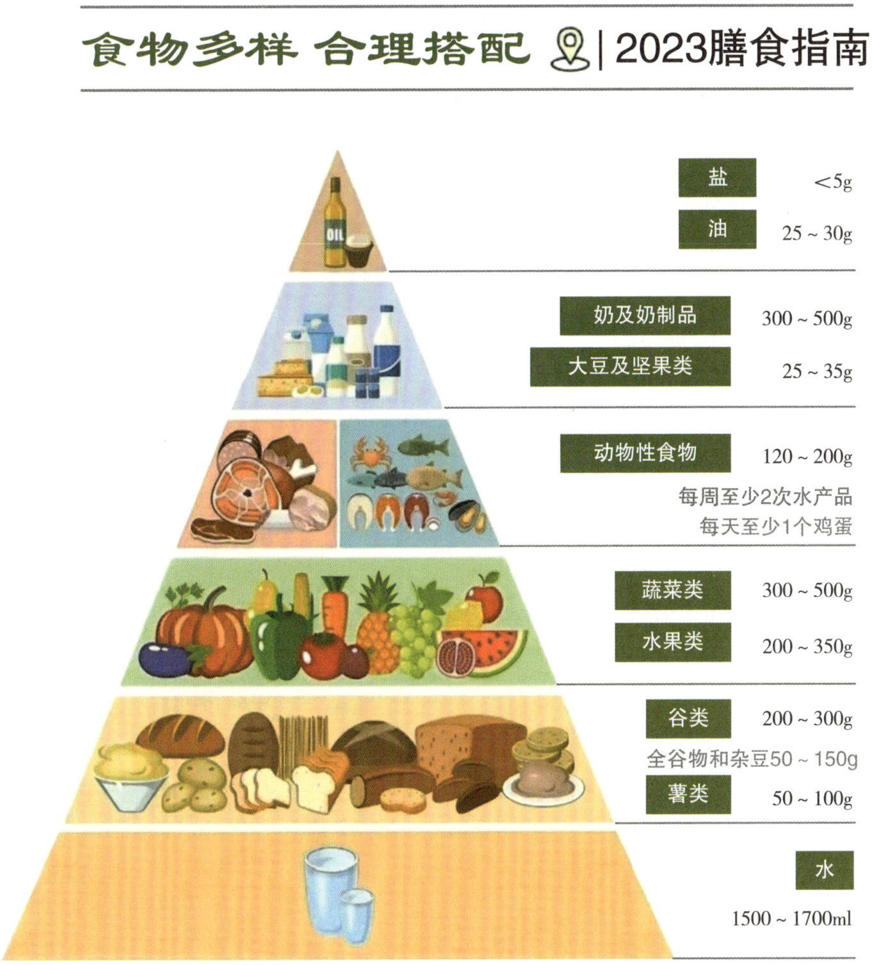

图7 中国居民平衡膳食宝塔（2023）

附：乳腺癌患者推荐食谱

以下食谱仅供参考，根据自身习惯可微调。以下所指的食材重量是生重。

一、手术前食谱

早餐：

- 豆包1个（约50g）
- 鸡蛋1个
- 豆浆250ml
- 拌芹菜腐竹（芹菜50g，腐竹15g，油盐少许，两种食材焯一下，调味即可）

午餐：

- 糙米饭50 ~ 100g
- 红烧鸭块魔芋（鸭块150g，魔芋20g）
- 炒圆白菜西红柿（圆白菜150g，西红柿50g）

下午加餐：

- 葡萄200g（大约十几个）

晚餐：

- 蒲公英粥1碗（大米50g，蒲公英少许）
- 两面发糕1两（紫米面10g，面粉40g）
- 清蒸鱼（鱼150g）
- 蒜蓉油麦菜胡萝卜（油麦菜250g，胡萝卜少许）

全日烹调油25 ~ 30g，盐5g

二、手术后食谱

— 术后半流食 —

早餐：

- 馄饨1碗（中等大小，面粉50g，肉50g，菜75g）

上午加餐：

- 蒸嫩蛋羹1个

午餐：

- 鸡蓉碎菜粥（鸡肉25g，碎菜25g，大米50g）
- 肉末茄丝（肉50g，茄子200g）

晚餐：

- 小疙瘩汤碎菜甩鸡蛋（面粉50g，碎菜25g，鸡蛋50g）
- 素烩冬瓜条（冬瓜150g）

全日烹调油20 ~ 25g，盐5g

注意事项：术后患者开始饮食可选用半流食或软饭，忌油腻、油炸食品。如果患者胆固醇高，上午加餐的鸡蛋羹换成低脂酸奶。

— 术后软食 —

早餐：

- 两面糕50 ~ 100g
- 蒸蛋1个
- 牛奶250ml

- 热拌菜（菠菜75g，油盐少许）

午餐：

- 花卷1个（50 ~ 100g）
- 山药排骨汤（山药100g，排骨100g）
- 蒜蓉西蓝花（西蓝花200g）

晚餐：

- 蒸软米饭50 ~ 100g
- 萝卜老鸭汤（白萝卜100g，老鸭腿120g）
- 香菇菜心（干香菇5g，菜心150g）

全日烹调油25 ~ 30g、盐5g

注意事项：汤类食物要喝汤吃肉。

— 术后普食 —

早餐：

- 荞麦面馒头1个（约50g）（荞麦10g，面粉40g）
- 煮蛋1个
- 豆浆250ml
- 拌小菜（芹菜75g，油盐少许。芹菜焯一下过温水，调味即可）

上午加餐：

- 火龙果1/4个或苹果1个（中等大小）

午餐：

- 花卷1个（50 ~ 100g）
- 酱鸡翅配菜（鸡翅100g，白菜80g）
- 蒜蓉西蓝花（西蓝花150g）

晚餐：

- 软米饭50 ~ 100g
- 干贝豆腐菜心汤（干贝15g，豆腐50g，菜心100g）
- 素炒四宝（玉米粒10g，豌豆5g，胡萝卜20g，干香菇5g）

全日烹调油25 ~ 30g、盐5g

注意事项：汤类菜要喝汤吃肉。

三、乳腺癌伴高尿酸血症的营养食谱

早餐：

- 低脂牛奶250ml
- 小米百合粥1碗（中等大小，小米50g，干百合10g）
- 拌黄瓜海蜇丝（黄瓜75g，海蜇15g，两种食材调味即可）

午餐：

- 米饭50 ~ 100g
- 清炒鸡丁莴笋胡萝卜丁（鸡肉50g，莴笋100g，胡萝卜10g）
- 炒菠菜木耳（菠菜100g，干木耳1g）

加餐：

- 苹果1个（中等大）

晚餐：

- 花卷1个（50 ~ 100g）
- 西红柿炒蛋（1个蛋黄，2个蛋清，西红柿80g）
- 冬瓜香菜（冬瓜200g，香菜少许）

全日烹调油25 ~ 30g、盐5g

注意事项：①高尿酸患者急性发作期，最好完全从蛋类、奶类及奶制品摄取优质蛋白质。②非发作期也不要选动物内脏及浓汤类食物，海鲜类选海参、海蜇、鳗鱼、草鱼、鲤鱼、虾等。畜禽肉适量摄入，并在烹调前先用凉水下锅焯一下再烹调，以减少嘌呤的摄入。③低脂饮食，以防止油脂摄取太多而阻断尿酸的排出。④注意多饮水。

四、乳腺癌伴糖尿病食谱

早餐：

- 金银卷1个（50g）（玉米面10g，面粉40g。可用五谷杂粮、杂豆、薯类、芋头作为一部分主食，根据自己的具体情况选择，25g粮食可以交换75～100g山药、芋头，南瓜250g）
- 豆浆250ml
- 鸡蛋1个
- 拌芹菜海带银芽（芹菜30g，海带10g，豆芽20g，三种食材焯一下，调味即可）

午餐：

- 荞麦米饭50～100g（荞麦30g，大米70g）
- 虾仁豆腐（虾仁75g，豆腐80g）
- 蒜蓉油麦菜（油麦菜250g）

下午加餐：

- 苹果1个或猕猴桃（中等大小）

晚餐：

- 紫米发糕1块（50g）
- 熘鸡片山药木耳（鸡肉50g，山药30g，干木耳2g）

- 素炒菜花西红柿（菜花150g，西红柿50g）

全日烹调油25～30g、盐5g

温馨提示：每日要吃够500g蔬菜，200g水果（如果血糖控制不佳，可用西红柿或黄瓜替代水果）。

以上糖尿病饮食仅作为参考，如果血糖控制不好，请至医院临床营养科咨询营养师，经过详细评估后，会进行个体化的饮食指导。

五、乳腺癌低脂低盐食谱

早餐：

- 玉米面发糕25g（玉米面10g，面粉15g）
- 荞麦燕麦粥1碗（中等大小，荞麦10g，燕麦15g）
- 煮鸡蛋1个
- 拌芹菜黄豆（芹菜50g，黄豆5g，两种食材焯一下，调味即可）

午餐：

- 红豆饭75g（红豆15g，米60g）
- 白灼虾配菜（虾150g，生菜50g，虾用水焯熟，生菜浇汁）
- 蒜蓉茼蒿（茼蒿200g）

下午加餐：

- 葡萄或桃（葡萄十几粒或桃1个）

晚餐：

- 紫米面馒头50g（紫米面10g，面粉40g）
- 烩鸡片香干莴笋（鸡肉50～75g，香干10g，莴笋50g）
- 炒油菜香菇（油菜200g，干香菇2g）

全日烹调油25 ~ 30g、盐5g

六、乳腺癌便秘的营养食谱

早餐：

- 麦片豆浆粥（燕麦片50g，豆浆200g）
- 红薯1块
- 拌桃仁菠菜（菠菜75g，核桃仁10g，菠菜焯一下，与桃仁调味拌即可）

加餐：

- 益生菌酸奶200g

午餐：

- 荞麦馒头1个（100g）（荞麦面30g，面粉70g）
- 三鲜鸡腿菇（鸡蛋30g，肉50 ~ 75g，鸡腿菇50g）
- 清炒茼蒿木耳（茼蒿200g，干木耳2g）
- 西红柿蛋汤（西红柿50g，鸡蛋30g）

下午加餐：

- 香蕉（熟一些的）

晚餐：

- 杂豆饭50 ~ 100g（杂豆25g、米25 ~ 50g）
- 汆小丸子萝卜香菜（肉50g，萝卜100g，香菜少许）
- 西蓝花俏胡萝卜（西蓝花150g，胡萝卜少许）
- 芋头鸭汤（芋头50g）

全日烹调油25 ~ 30g、盐5g

温馨提示：以上食谱中的食物可根据自己的情况灵活选择，粗杂粮多了可换一样细粮，提供的食物只给患者参考。

七、乳腺癌腹泻的营养食谱

早餐：

- 大米芡实粥1碗（中等大小，大米50g，芡实5g）
- 煮鸡蛋1个

上午加餐：

- 益生菌酸奶200ml

午餐：

- 肉丝番茄汁龙须面1碗（中等大小，肉25g，龙须面50g）
- 清蒸黄鱼（鱼150g）

下午加餐：

- 蔬果汁250ml

晚餐：

- 山药大枣粥（煮熟后大枣去皮，山药15g，大米50g）
- 氽小丸子冬瓜香菜（瘦肉30g，冬瓜50g，香菜少许）

全日烹调油25 ~ 30g、盐5g

八、乳腺癌放疗的营养食谱

早餐：

- 小米绿豆山药大枣粥1碗（中等大小，小米40g，绿豆5g，山药10g，大枣3枚）
- 蒸蛋羹1个

- 豆浆250ml

上午加餐：

- 雪梨银耳冰糖羹（用搅拌机搅成泥状）

午餐：

- 红豆软饭100g（红豆15g，大米85g）
- 黄芪荸荠乳鸽煲（荸荠10g，乳鸽120g，黄芪少许）
- 香芹百合（香芹200g，鲜百合10g）

下午加餐：

- 益生菌酸奶200ml

晚餐：

- 两面馒头50 ~ 100g
- 肉丝炒保龄菇（肉50 ~ 75g，保龄菇150g）
- 海带黄瓜（海藻100g，油盐少许）

全日烹调油25 ~ 30g、盐5g

注意事项：汤类菜要喝汤吃肉。

九、乳腺癌化疗的营养食谱

早餐：

- 薏仁米大枣阿胶粥（阿胶有5g即可，薏米25g，大枣3枚，大米25g）
- 茶鸡蛋1个
- 豆浆1杯（250ml）

上午加餐：

- 果蔬汁250ml

午餐：

- 小米海参粥1碗（中等大小，小米30g，海参1根）
- 杏仁糕50g（面粉25 ~ 50g，杏仁少许）
- 枸杞子乌鸡汤（乌鸡120g，枸杞子少许）
- 清炒小白菜胡萝卜（小白菜250g，胡萝卜少许）

晚餐：

- 小豆包50 ~ 100g
- 红烧海鱼（鱼150g）
- 清炒芦笋（芦笋150g）

晚加餐：

- 坚果10 ~ 15g或牛奶250ml + 饼干2块（或其他小点心）

全日烹调油25 ~ 30g、盐5g

注意事项：化疗食谱中有汤类菜，最好先吃肉最后少喝汤，以免造成饱胀感影响进食量或恶心症状加重。

六、复查篇

262. 乳腺癌患者术后多长时间复查1次？术后复查的频率是怎么决定的？

乳腺癌患者术后复查的时间、频率和意义如下。

（1）术后复查时间和频率：术后前2年，建议每3个月复查1次，因为这是复发的高峰期。第3～5年，复发风险逐渐降低，建议每6个月复查1次。第6年开始，若无复发或转移，认为是临床治愈，建议每年复查1次。

（2）术后复查的意义：及时发现和处理复发或转移，提高生存率和生活质量。根据复查结果调整和优化治疗方案，提高治疗效果，减少不良反应。

263. 乳腺癌患者术后一定在原手术的医院复查吗？如果换居住地，复查计划应如何调整？

乳腺癌术后患者如果更换医院复查，应注意以下几点。

（1）咨询原手术的医生：保持与原手术医生的联系，了解复查计划和注意事项。询问是否可以在其他医院或地区进行复查，所需提供的资料和报告。向医生寻求可靠的复查机构或医生的推荐。

（2）选择合适的复查机构和医生：选择有经验和资质的复查机构和医生，确保复查质量和安全。通过网络、电话、朋友、同伴等渠道寻找和比较不同的复查机构和医生。在选择前咨询或预约了解服务、设备、费用、评价等。

（3）准备复查资料和报告：准备复查资料和报告，以便在换居住地或复查机构时能及时、准确地向新的医生介绍病情和治疗情况。复查资料和报告应包括个人信息、病史、手术记录、病理报告、放化疗记录、内分泌治疗记录、基因检测结果、复查结果等。将资料和报告保存在安全、方便的地方，如电子文档、云盘、U盘等。

264. 乳腺癌患者术后每次复查的项目有哪些?

乳腺癌患者术后每次复查的项目和指标如下。

（1）血液检查：包括血常规、肝肾功能、血脂、肿瘤标志物等，监测治疗引起的贫血、肝肾功能异常、代谢失调等，及早发现其他病变。

（2）影像学检查：包括乳房、胸壁、腋窝、锁骨上/下淋巴结的超声，胸部CT，腹部超声，骨扫描等，监测乳房、胸壁、淋巴结的复发或肺、肝、骨的转移。

（3）内分泌治疗监测：包括性激素水平、骨密度、子宫内膜厚度等，评估内分泌治疗的效果和不良反应，调整治疗方案。

（4）体格检查：包括乳房、胸壁、腋窝、锁骨上/下淋巴结的触诊，询问患者的一般状况、不良反应、生活质量等，及时发现和处理问题。

265. 乳腺癌患者术后复查时间为什么还要定期做钼靶检查?

钼靶检查是一种利用X线对乳腺进行成像的方法，可以清晰地显示乳腺的结构和病变，尤其是微小的钙化，这是诊断乳腺癌的可靠依据之一。

乳腺癌患者术后复查的目的是监测乳腺癌的复发和转移，以及筛查对侧乳腺的病变。钼靶检查可以提高乳腺癌的检出率和敏感性。对于乳房全切的患者，对侧乳腺需要定期复查乳腺钼靶检查；对于做保乳手术的患者，术后则需定期复查双侧乳腺钼靶检查。

乳腺癌患者术后复查的时间间隔和频率应根据患者的年龄、病理类型、治疗方案、复发风险等因素综合考虑，一般建议在术后每1～2年都要进行一次钼靶检查。

钼靶检查也有一些局限性和不良反应，如有一定的辐射、检查时的乳房压痛、过度诊断和假阳性等。因此，乳腺癌患者术后复查应在医生的指导下，根据自己的情况和需要，选择合适的检查方法和时间。

266. 乳腺癌患者术后复查乳腺超声有什么意义？

乳腺超声是一种无创、无痛、无辐射的检查方法，可以显示乳房的大小、形态、结构、血流等，对于乳腺癌的诊断和复查有着重要的作用。乳腺癌患者术后复查乳腺超声的意义，主要有以下几点。

（1）监测有无乳房或胸壁的复发。乳腺超声可以检测乳房或胸壁是否有新的肿块、增厚、增生、钙化等异常，如果发现这些异常，提示有可能出现复发或残留，需要进一步的检查或治疗。

（2）监测有无腋窝或锁骨上淋巴结的转移。乳腺超声可以检测腋窝或锁骨上淋巴结的大小、形态、数目、内部结构等，如果发现淋巴结增大、变形、内部回声不均匀等，提示有可能出现淋巴结转移，需要进一步的检查或治疗。

（3）评估内分泌治疗的效果。乳腺超声可以检测乳房的密度、回声、弹性等，如果发现乳房密度降低、回声均匀、弹性增加等，提示内分泌治疗有效，可以继续治疗或调整治疗方案。

（4）指导其他检查或治疗的操作。乳腺超声可以作为其他检查或治疗的辅助手段，如指导乳房或淋巴结的穿刺活检、冷冻治疗、射频消融等，提高操作的准确性和安全性。

267. 乳腺癌患者术后复查肿瘤标志物有什么意义?

乳腺癌的肿瘤标志物主要包括CEA、CA15-2、CA125，术后复查这几项肿瘤标志物主要意义在于以下几方面。

（1）监测肿瘤的复发和转移：肿瘤标志物是一些与肿瘤相关的物质，它们可以反映肿瘤的生长和活动状态。如果肿瘤标志物的水平升高或持续升高，可能提示肿瘤的复发和转移。因此，定期检测肿瘤标志物可以帮助及时发现肿瘤的复发和转移，从而及时治疗。

（2）评估治疗的效果和预后：肿瘤标志物的水平也可以反映治疗的效果和预后。如果肿瘤标志物的水平下降或恢复正常，可能提示治疗有效，预后较好。如果肿瘤标志物的水平上升或持续升高，可能提示治疗无效，预后较差。因此，定期检测肿瘤标志物可以帮助评估治疗的效果和预后，从而进行合理的治疗调整。

268. 不同分期的乳腺癌患者术后复查有何不同?

乳腺癌患者术后复查的目的是及时发现和治疗可能的复发或转移，提高生活质量和改善预后。因此，建议患者按照医生的建议，不同分期的乳腺癌患者术后应坚持定期复查，同时注意保持健康的生活方式，避免不良的刺激因素。

（1）一般风险人群：术后第1～2年，每隔3个月复查1次，包括体检、乳腺X线检查和/或乳腺超声、肝肾功能和肿瘤标志物等；术后第3～5年，每6个月复查1次，项目同上；术后第6年开始，每年复查1次，项目同上。

（2）高危人群：包括有明显的乳腺癌遗传倾向、既往有乳腺导管或小叶不典型增生或小叶原位癌、既往行胸部放疗的患者等。建议此类患者术后必要时每年还可以复查1次MRI等影像学手段。

269. 乳腺癌患者术后在复查间期需要注意哪些身体变化？哪些症状需要及时告知医生？

乳腺癌患者术后在复查间期应注意的身体变化和需及时告知医生的状况如下。

（1）乳房或胸壁的肿块或硬块：可能是乳腺癌局部复发的征兆。

（2）乳房或胸壁的皮肤变化：如皮肤凹陷、皱褶、橘皮样改变、红肿、溃疡、水疱等，可能是乳腺癌皮肤转移或炎性乳腺癌的表现。

（3）乳头的变化：如乳头内陷、有分泌物、糜烂、结痂等，可能是乳腺癌乳头转移或乳头内乳腺癌的表现。

（4）腋窝或颈部的淋巴结肿大或疼痛：可能是乳腺癌淋巴结转移的表现。

（5）手臂的肿胀或僵硬：可能是淋巴水肿的表现，是乳腺癌手术或放疗后的常见并发症。

（6）骨骼疼痛：尤其是持续性、无明显诱因、夜间加重、局限于某一部位的疼痛，可能是乳腺癌骨转移的表现。

（7）呼吸困难或咳嗽：伴有胸痛、咯血、发热等症状，可能是乳腺癌肺转移的表现。

（8）消化不良或腹痛：伴有食欲减退、体重下降、黄疸、腹水等症状，可能是乳腺癌肝转移的表现。

（9）头痛或神经症状：如视力障碍、听力障碍、言语障碍、肢体麻木、瘫痪、癫痫等，可能是乳腺癌脑转移的表现。

270. 复查结果正常代表癌症已经治愈了吗？还有复发的可能吗？

复查结果正常并不代表癌症已经完全治愈，只能说明目前没有发现癌细胞的迹象。癌症是否复发取决于多种因素，如癌症的类型、分期、治疗方式、激素受体状态、个人的免疫力等。因此，即使复查结果正常，也不能放松警惕，还需要坚持定期复查，以便及时发现和处理可能的复发或转移。

复发的可能性随着时间的推移而降低，但并不会完全消失。一般来说，癌症的复发高峰期在术后的前3年，之后逐渐下降。但也有一些患者可能在术后多年后才复发。因此，患者应该根据医生的建议，制订合理的复查计划，并注意保持健康的生活习惯。

271. 家人在患者的康复、复查过程中可以提供哪些帮助和支持？

家人在患者的康复、复查过程中可以提供以下帮助和支持。

（1）家人可以给患者提供情感的支持，如倾听患者的感受和担忧，给患者鼓励和安慰，与患者分享正能量和希望，让患者感受到家人的爱和关心。家人也可以陪伴患者参加一些乳腺癌的支持团体或活动，与其他有类似经历的人交流和互助，从而减少患者的孤独感和压力。

（2）家人可以给患者提供生活的帮助，如协助患者完成一些日常的家务和事务，如做饭、洗衣、购物、缴费等。家人也可以帮助患者安排一些合理的休息和娱乐，如看电影、听音乐、做瑜伽、散步等，让患者放松身心，提高生活质量。

（3）家人可以给患者提供医疗的协助，如陪伴患者去医院接受治疗和复查，帮助患者记录和管理自己的病情和药物，提醒患者按时服药和检查，帮助患者与医生沟通和咨询，帮助患者寻找和比较不同的治疗方案和医疗机构。

272. 为了减少复发、转移风险，乳腺癌患者生活中应注意哪些问题？

乳腺癌患者生活中应注意以下问题，以减少复发和转移风险。

（1）保持良好的心理状态，积极面对疾病，避免过度的压力、焦虑、抑郁等负面情绪。可以寻求心理咨询或心理支持，与家人、朋友、医生等保持良好的沟通，增强信心和应对能力。

（2）饮食健康，均衡营养，多吃蔬菜、水果、全谷物等富含膳食纤维的食物，少吃高脂、高糖、高盐、油炸、烧烤等不利于健康的食物。避免酒、咖啡等刺激性饮料，不要服用含有激素的保健品或药物。保持适当的体重，避免肥胖或消瘦。肥胖会提高雌激素的水平，从而增加乳腺癌的复发和转移风险。消瘦则会导致营养不良，影响机体的抵抗力和恢复能力。

（3）规律运动，适量锻炼，增强体质和免疫力。运动可以帮助调节激素水平，改善血液循环，促进新陈代谢，减轻压力，提高生活质量。运动的强度、时间和频率应根据个人的身体状况和医生的建议而定。

（4）戒烟，避免被动吸烟。吸烟会增加乳腺癌的复发和转移风险，也会增加其他癌症和心血管疾病的风险。被动吸烟也会对身体造成伤害，应尽量避免。

（5）定期复查，及时发现和处理可能的复发或转移。复查的项目、时间和频率应根据个人的病情和医生的建议而定，一般包括体检、乳腺X线检查和/或乳腺超声、肝肾功能和肿瘤标志物等。

273. 如果患者正在怀孕或计划怀孕，复查时需要特别注意的有哪些？

乳腺癌术后患者应该在医生的评估和建议下，谨慎决定是否怀孕。一般来说，术后至少要等待2～3年，如果有淋巴结转移，要延迟到5年。这是因为乳腺癌的复发高峰期在术后的前3年，之后逐渐下降。怀孕期间的激素变化可能会影响乳腺癌的复发和转移风险。

乳腺癌术后患者在怀孕期间，应该定期复查，包括体检、乳腺超声、肝肾功能和肿瘤标志物等。乳腺X线检查和乳腺MRI等影像学检查应尽量避免，以免对胎儿造成不良影响。如果有必要，可以在医生的指导下进行。

274. 什么是体重指数？与乳腺癌复发的关系大吗？

体重指数（BMI）是一种衡量人体胖瘦程度和是否健康的指标，它是体重（千克）除以身高（米）的平方。不同的BMI范围对应不同的体型分类，如偏瘦、正常、过重、肥胖等。BMI与乳腺癌复发的关系并不简单，可能受到年龄、雌激素受体、治疗方式等多种因素的影响。一般来说，BMI增高与乳腺癌发生率和复发率有一定的正相关性，尤其是对于绝经后女性和ER阳性的乳腺癌患者。对于年轻的ER阳性、HER-2阴性的乳腺癌患者，BMI增高可能与21基因复发评分增高有关，从而影响治疗方式的选择。

七、肿瘤患者谈抗癌

275. 第一个故事:“光明之旅:我的乳腺癌康复之路”

我今年68岁了,一生中,有一段经历将永远铭记于心——那是一次与乳腺癌的抗争。我希望通过分享我的故事,能给那些在同样艰难旅程上的人们带来一线希望和勇气。

一切开始于15年前的一个平凡日子。我在洗澡时无意间发现了右乳上的一个小硬块,它既不痛也不痒,但给我一种不祥的预感。我去了当地一家知名的三甲医院,那里的医生给了我极大的支持。在一系列的检查之后,医生建议我进行手术,尽管他们并未直接告诉我这是癌症,但我内心深知,这不是件小事。我决定到更专业的肿瘤医院进行进一步的确认。在那里,我的预感成为现实——穿刺病理结果为浸润性乳腺癌。

治疗的日子是一段艰难的旅程。手术前,我试图保持镇静,但内心的恐惧和不安仍然难以抑制。我被安排进行了一次全乳切除手术和腋下淋巴结清扫。在术后的那些日子里,我感到前所未有的虚弱。我的右臂因为淋巴结清扫而变得僵硬,每一个小动作都伴随着痛苦。化疗更是一场折磨,每一次治疗后,我都感到身体仿佛被掏空,恶心和虚弱让我几乎无法下床。我记得有几次,我在化疗后只能蜷缩在床上,连一杯水也喝不下。但我告诉自己,我必须坚持下去。在那些艰难的日子里,我发现了一种解药——绿豆汤和西瓜。这些简单的食物成了我化疗后的救星,它们帮助我缓解不适,给了我重新站起来的力量。

康复的过程并非一帆风顺。我经历了无数次的复查,每一次等待结果的过程都是一次精神上的煎熬。我时常会想,如果癌症复发该怎么办？我该如何面对家人的担忧和自己的恐惧？但随着时间的推移，我学会了与这些不确定性和恐惧共存。我开始意识到，生活不仅仅是等待下一个检查结果，而是要活在当下，珍惜每一个平凡的瞬间。

经历了乳腺癌的洗礼后，我的生活发生了翻天覆地的变化。我开始更加关注自己的健康，改变了饮食习惯，多吃蔬菜水果，减少油腻的食物。我也开始尝试瑜伽和轻柔的运动，帮助我恢复身体的灵活性和力量。我发现，这些改变不仅仅帮助我康复，也让我的生活变得更加充实和健康。这些小小的日常变化，成为我战胜病魔的武器。

我也开始更加珍惜与家人和朋友的时光。以前，我总是忙于工作和日常琐事，很少停下来享受生活。但现在，我懂得了生活的真谛——它不仅仅是日复一日的忙碌，而是与所爱的人共度时光，是那些平凡但温暖的瞬间。我学会了倾听，学会了分享，也学会了感恩。每一次与亲友的聚会，每一次深入的交流，都让我感到无比的幸福和满足。

在这场与癌症的斗争中，我最大的感悟是：面对困难，我们不能放弃希望。即使在最黑暗的时刻，也要相信光明总在前方。我曾经无数次问自己，“为什么是我？”但渐渐地，我开始思考：“为什么不能是我？”这场病魔的挑战，虽然艰难，却也让我变得更加坚强和勇敢。它教会了我珍惜生命，教会了我坚持并具有不屈不挠的精神。

现在，我经常参与志愿活动，分享我的故事，希望能给正在经历相似挑战的人们一些勇气和希望。我告诉他们，即使是乳腺癌这样的大病，也并非生命的终点。只要我们保持积极的态度，坚持正确的治疗，就有可能迎来曙光。我鼓励他们要有良好的心态，不要老想着自己的病，而是要活在当下，积极参加各种活动，享受生活的每一刻。

回顾过去的15年，我感激每一次的挑战和困难，因为它们塑造了今天的我。我不再是那个只知道忙碌的人，而是一个更加坚强、乐观和充满爱的人。我知道，我的生命中可能还会有更多的挑战，但我已经准备好迎接它们。我希望我的故事能给大家带来希望和勇气，让每个人都知道，无论生活带给我们什么，只要有正确的态度和坚定的意志，我们都能够克服它们，绽放出生命中最美丽的光彩。

276. 第二个故事："坚强之旅：癌症、希望与重生"

5年前，30岁，我在洗澡时摸到了左侧乳房一颗鹌鹑蛋黄大小的硬块，我赶紧去医院，第一次的彩超报告让我心头一紧，4a类，这意味着肿块有恶性的可能性。医生告诉我，这需要进一步检查，但建议我尽早手术，早治疗对于癌症至关重要。然而，我所在的小城市医疗水平相对有限，于是我决定去肿瘤专科医院寻求更专业的治疗。

我接受了更详细的彩超检查，结果变成了4c类，而且左侧乳房竟然有两个肿块。医生建议进行穿刺，结果令人震惊，我的左侧乳腺癌得到了确诊，而且属于HER-2阳性，ER和PR阴性，最令人担忧的是，腋下淋巴结也受到了癌细胞的侵袭。这个消息就像一记重锤砸在我头上，我开始了漫长而曲折的癌症治疗之路。

化疗成为第一道防线，我接受了新辅助化疗。这个过程并不轻松，我在化疗期间经历了无数的痛苦和不适。恶心、呕吐、腹泻、皮疹、全身酸痛、手脚麻木，几乎是化疗通知单上的所有症状都降临到了我身上。我的体重急剧下降，从110斤降到了80斤。然而，我学会了坚韧和勇敢，每天都努力面对着痛苦，因为我知道这是通向康复的必经之路。

化疗后，肿块明显缩小了，腋下淋巴结也几乎不见了，这是一个巨大的好消息。然而，接下来的挑战是手术，我不得不在保乳和全切之间做出艰难的选择。因为多发性肿块和淋巴结转移的情况，保乳变得不可能，我决定进行乳房重建。这个选择不仅帮助我保留了身体的一部分，还给了我心理上的安慰。

在面对重建手术时，我深思熟虑了自体重建和假体重建两种方式，最终选择了假体重建。这个决定不仅避免了额外的身体创伤，还让我保持了心理上的完整性。手术后，扩张器让我感到不适，但我知道这只是重建的第一步，是通向复原的必经之路。

重建并不容易，手术后的异物感、疼痛和不适一度让我苦不堪言。但我坚信，这是值得的，因为它让我保持了身体的完整性，重拾了自信。我也明白了，生命中的每个瞬间都是宝贵的，不管遇到多大的挑战，我们都应该坚强面对。

手术后，虽然疼痛持续了一段时间，但我逐渐康复，每天都在病房里走动，积极面对着生活。术后的艰辛并没有让我气馁，而是激励我更加坚强地前行。

紧接着是放疗，这是一段充满挑战的时光。为了减轻不适，我采取了各种防护措施，但仍然感到喉咙疼痛，不得不改变饮食习惯。然而，放疗结束后，我的皮肤开始恢复，虽然有些脱皮，但我终于渐渐走出了这一阶段。

继续近1年的靶向治疗是接下来的挑战，虽然困难重重，但我坚信自己会战胜一切。我不再把自己看作一个病人，而是一个积极面对生活的人。

今天，我已经度过了漫长而曲折的癌症治疗之路。虽然曾经的痛苦和困难让我心生感悟，但它们也使我变得更坚强，更感恩生命。不管生活带来多少挑战，我们都应该怀着积极的态度迎接，因为生命中的每一刻都是珍贵的，而我们都值得拥有美好的未来。这段艰难的癌症之旅教会了我许多关于生活和坚韧的宝贵教训。首先，我学会了珍惜每一个平凡的日子。在治疗期间，我渴望能够恢复到正常的生活，能够像以前那样自由自在地做各种事情。那种对健康和生命的渴望使我更加感激每一天，不再抱怨小事，而是享受当下的幸福。其次，我深刻体会到了坚韧和自我坚持的重要性。在治疗过程中，我曾经感到极度的疼痛和疲惫，但我从未放弃。我学会了坚守信念，勇敢面对病痛，尽管困难重重。这段经历教会了我生命的可贵，也让我更加坚强和坚定。最重要的是，我明白了爱和支持的力量。在我生命中的这段艰难时光里，家人、朋友和医护人员都给予了我无限的关爱和支持。他们的陪伴和鼓励让我感到不孤单，也让我更有信心战胜癌症。在困难时刻，亲情和友情的力量无可替代。

我的癌症之旅还教会了我勇敢面对未知的将来。尽管癌症带来了巨大的不确定性，但我学会了积极面对每一天，相信自己会战胜一切。不管未来会带来什么，我都有信心和勇气去迎接，因为我知道生命的可贵和坚韧的重要性。

最后，我要强调重建手术的重要性，尤其是对于那些面临保乳和全切选择的患者。重建不仅帮助我保留了身体的一部分，还让我重新找回了自信。它是重生的一部分，是对生命的庆祝，也是对未来的信心。不管遇到什么困难，只要我们保持坚韧的心态，积极面对，生命就会变得更加美好。

这段充满挑战的癌症之旅让我更加珍惜生命，坚信希望，也让我感受到了爱和支持的无限力量。我相信，只要我们勇敢地面对，生活就会充满希望，因为每一天都是一份珍贵的礼物，我们都值得拥有美好的未来。这是我癌症之旅的心路历程，也是我坚强面对病痛的故事。

277. 第三个故事：“乳腺癌之路：坚强的奋斗与重生”

我记得那是在5年前的4月，春暖花开，处处洋溢着春的气息，单位组织了一次体检。自己还年轻，一直以来的体检也都没有什么大问题，所以我很放松，直到体检快要结束了才去做检查。当我看到报告上提到一个乳腺结节，大小为0.7cm×0.6cm，建议半年内复查时，我并没有当回事，觉得这可能只是个小问题，而且觉得去医院再次检查挺麻烦的。

经朋友介绍我去肿瘤医院挂了乳腺外科的普通号。医生看了我的报告后，问我有没有乳腺癌或卵巢癌的亲属，我仔细回忆了所有能想得起来的亲属，都没有得过肿瘤的经历。于是，医生建议我再次做一次彩超，并加做一个钼靶检查。结果出来后，尽管乳腺钼靶没有发现明显异常，但彩超却诊断为4a类。医生认为我的那个结节虽然良性可能性更大，但看形状不太正常，建议我进行手术。于是我去挂了一个专家号，这位专家非常亲切，告诉我不必太担心，有90%的可能性是个良性病灶，建议我进一步做一个乳腺增强核磁检查，还好，乳腺核磁在肿瘤医院预约的时间并不长，只有1个星期的时间，比我想象中快多了。10天后，当我怀着忐忑的心情再次到乳腺外科复诊时，医生告诉我结合乳腺核磁的检查结果，建议我进行结节的穿刺活检。当时我心里一沉，是不是核磁检查结果不好？医生看出了我的焦虑与担心，安慰我说，其实乳腺核磁也没有说是典型的恶性肿瘤，但是它也没有认为是典型的良性表现，诊断为4类，而且建议进行穿刺活检。这种情况，进行穿刺活检成了明确结节性质最好的方法。最终，我听从了专家的建议，接受了穿刺活检，果然，今天当我拿到穿刺病理结果时，看到报告单上赫然写着：乳腺浸润性癌，非特殊型，Ⅰ级。感觉天都要塌下来了，我还年轻，本来还有那么多美好的未来……但是，一瞬间都烟消云散了。

专家看了报告后很平静，好像没有超出他的预判，他安慰我说："别紧张，您现在的乳腺癌病灶还比较小，而且恶性度也不高，属于早期乳腺癌，手术后生存率很高，而且还有做保乳手术的机会。"他的话虽然令我稍有安慰，但对我来说，毕竟是件大事，回到家与家人商量后，决定接受手术，住院后，看到那么多乳腺癌患者，不但有中年阿姨，还有一位年近80岁的老奶奶，她们显得都很淡定，让我消除了不少的紧张感。手术前一天，医生跟我和家人进行了详细的术前谈话，把手术中、手术后所有可能出现的问题仔细讲解了一遍，更令我增强了信心。但是，当天晚上，为了能够好好入睡，我服用了两片安定。

幸运的是，第二天的手术非常顺利。整个住院时间只有3天，第一天入院熟悉病房环境，医生做术前检查，写病历，护士量血压，做护理记录，做术前备皮准备，第二天手术，第三天早上6点撤掉心电监测后，我已可以下地活动了，8点查房时，医生笑呵呵地告诉我，手术很成功，今天就可以出院了，我当时还有些担心，但是医生告诉我，昨天和我同一天做手术的患者，包括那些做乳房全切大手术的患者，今天都可以出院回家了。虽然能这么快回家令我很高兴，但还真有一点儿恋恋不舍，我甚至和周围的病友还没有熟悉就要分别了，我同屋的阿姨本来医生也建议她做保乳手术，但她的爱人和儿子不放心，她也比较担心，最终还是坚持选择的乳房全切手术，不知道将来会不会后悔。幸好我的家人都坚信医生的建议，也让我坚定了保乳的信心。还有一位没有头发的阿姨，听说是因为当时她的肿瘤太大了，先做了化疗才来手术的，看她手术的气色还不错，也和我同一天出院了。

术后换了3次药，伤口恢复很顺利，由于我平时就很谨慎，家里人也都对我很照顾，既没有发生伤口感染，我也没有感觉到疼痛。术后2周时大病理结果出来了，医生告诉我切缘都是干净的，前哨淋巴结也没有转移，不需要再次手术了，而且手术后不需要化疗了，只需要在放疗后吃5年的口服内分泌药物就可以了。虽然经历了不幸，但治疗如此顺利，家人都替我高兴，我在完成治疗后半年，也顺利回到了工作岗位。

278. 第四个故事："光明之路：一位乳腺癌战士的生命奋斗史"

当我在2015年8月，刚过完36岁生日，收到了浸润性乳腺癌确诊报告时，我的世界仿佛瞬间崩塌。从农村考到首都的大学，留在银行工作，然后结婚、生子——我的人生轨迹看似令人羡慕，但又有多少人理解我在工作中承受了多少压力和委屈，但为了家庭，我也非常满足了。然而，这份报告就像在人生之路上狂奔的我突然撞到了一堵高高的围墙，我被撞得头破血流。

我无法相信这是真的。我才刚到中年，我的孩子才刚上幼儿园，我还没能看着她长大成人。我心中充满了不公和愤怒。我爱护大自然，对小动物充满了同情；在竞争激烈的单位里，我处处与人为善；在忙忙碌碌的社会里，我从未害过人；每次单位组织捐款，我都积极参加。为什么我却得到了这样的报应？

患病初期，我心中充满了不相信、悲愤和对命运的怨恨。但诊断和治疗过程中，我学到了很多，并且建立起强大的心理素质。我学习和成长的经验告诉我，应该到肿瘤专科医院找最专业的医生进行治疗。从专家那里，我了解到，现代医学的发展在乳腺癌的诊断与治疗上取得了巨大进步，已经把乳腺癌从一种绝症变为一种慢性可控性疾病，治疗手段也得到了极大的丰富。虽然癌症的不确定性和复发风险仍然存在，但只要坚持规范化、个体化的治疗，不仅生存率能大大提高，生活质量也得到了很大改善，因此，与医生充分沟通，了解病情和治疗方案至关重要。

我的治疗过程包括手术、化疗、放疗和内分泌治疗。每一步都经历了不同的困难，但我坚信只要坚持就一定能康复。手术的创伤愈合后，我经历了化疗的副作用——脱发、恶心、呕吐、全身无力、发热……但我知道，这是治疗乳腺癌所必须经历的。放疗的副作用不大，只是有轻度的皮肤损伤，很快也康复了。

内分泌治疗是一场持久战。由于我还年轻，而且肿瘤局部分期偏晚，医生给我使用了强化的内分泌治疗方案，卵巢功能抑制剂加芳香化酶抑制剂，治疗虽然带来了更年期症状，但与化疗相比，它们更为温和，而且医生告诉我，等我将来内分泌治疗结束后，仍然能够恢复卵巢功能，还有再生育的机会。在治病过程中，我学会了更多关于生活和健康的知识，比如适当的运动、均衡的饮食，以及如何保持良好的心态，在开始内分泌治疗的3个月后，我顺利地回到了工作岗位。

这场与癌症的战斗教会我许多宝贵的人生课程。面对癌症，我学会了坚强和乐观。在治疗的漫长过程中，我学会了如何更好地照顾自己，如何与家人和医生沟通，以及如何面对生活中的不确定性。我认识到，每个人的抗癌之路都是独特的，但坚持和勇气是共通的力量。

我也开始更加注重身体健康。在化疗和放疗之后，我通过康复操和适量的运动帮助身体恢复。我坚信，一个强壮的身体是抵抗疾病、享受生活的基石。

我的抗癌之路并不容易，但我不后悔经历了这一切。它教会了我坚强、耐心和感恩。每个经历都让我更加强大，更加感激生活的每一刻。我学会了，不管生活给我带来什么，我都会勇敢面对，积极应对。我学会了珍惜生活中的每一刻，无论是与家人的温馨时光，还是与病友的相互鼓励。我了解到，乳腺癌的治愈率是很高的，只要坚持治疗，及时复查，就有很大的希望战胜病魔。

最后，我想对正在经历相似挑战的人说：不要放弃，无论前路多么艰难。我们都有能力面对生活的挑战，战胜它们。保持乐观，坚持下去，相信未来会更美好。因为我们不仅仅是癌症患者，我们是勇敢的生命战士，我们的生活远不止于此。我们每个人都值得最好的。